心とからだのセンシング

―健康・医療・福祉のためのテクノロジー―

ヒューマンサイエンスとセンシング調査研究委員会 編

KAIBUNDO

まえがき

　社会システムの基本単位は人間の活動（生活）である。安全，安心な社会生活をおくることは誰もが望んでいることである。まず，正常に活動できる健康な心身が必要である。単に肉体面における病気やけがなどから身を守るのではなく，精神面の健康管理も重要である。精神面においては，生活・仕事面でのストレスに留まらず，社会環境，とくに最近問題視されている犯罪や災害，環境問題などにも影響され，総合的なケアが必要である。これらをトータルに扱う学術分野がヒューマンサイエンスである。

　ヒューマンサイエンスやライフサイエンスに関する研究は以前から行われているが，そのほとんどは「生物科学」分野，つまり細胞，遺伝子，生物学を中心とした領域におけるものである。これまでの「生物科学」分野のみならず，人間を中心とした医療面やストレス，癒しなどの感性，さらに障害者が自立するための生活支援面などを含めた広義で総合的なヒューマンサイエンスが望まれており，技術開発によって進化した各種センサを利用したセンシング技術の確立が必須である。また，当該領域におけるセンシング技術は，単に物理量を測定するだけではなく，人間の感性などを直接または間接的に測定する必要性がある。センシング技術とその評価手法が重要な要素である。センシング技術は，多面的な発展を続けており，高度に発達する情報技術や通信技術と結びつき重要な基盤技術としての役割を果たしつつある。

　ライフサイエンス分野におけるセンシング技術は，生体を中心とした情報抽出や解析を目的として開発されてきた。とくに，DNAによる個人同定・解析，血液などの体液から悪性腫瘍や将来の悪性疾病を予測する技術開発などに関して研究開発が盛んに行われている。一方，精神面，心の動きなどを科学的に解明する研究も盛んに行われるようになり，高度な分析装置の開発や評価手法など新たな提案が行われている。しかしながら，精神面を含めた総合的な評価・解析については，個体差が大きく相関関係が必ずしもセンシング情報と一致す

るとは限らないなど，固有な問題点があり有効なセンシング手法も十分確立されていない状況である。

このような背景から，この分野におけるセンシング技術の重要性が増す傾向にある。つまり，センシング技術の発展は医療面，精神面単独のみならず，その融合した領域を解明する上でも非常に重要であり，信頼性の高い評価や解析が可能となって初めて有効に機能するものである。このようなテーマに関する書籍は現在のところほとんど見当たらない。

本書は，従来のヒューマンサイエンス分野に留まらず，広く人間に関するセンシング技術とその情報を人間生活と組み合わせることにより，安全・安心で快適な社会生活をおくることが可能となるよう，ヒューマンサイエンスとしての次世代センシング技術のあるべき方向をまとめたものである。内容としては，「健康」「医療」「福祉」について，「からだ」と「こころ」の側面からまとめている。「こころ」においては研究業績も少なく，まとめに苦慮したが，なるべく全体を網羅するように21人の専門家で執筆した。専門分野がさまざまであり不整合な点もあると思われるが，最新の内容をもとに執筆したものである。読者諸兄のご批判ご叱正をいただければ幸いである。

最後に，本書の出版にあたり終始変わらぬご尽力をいただいた，海文堂出版株式会社編集部・岩本登志雄氏に心より感謝申し上げる。

平成21年5月

大薮多可志
野田　和俊

ヒューマンサイエンスとセンシング調査研究委員会

委員長	大薮多可志	金沢星稜大学 経営戦略研究科　教授　工学博士 担当：1章, 2.3.2項, 5章
幹事	野田　和俊	産業技術総合研究所 環境管理技術研究部門 計測技術研究グループ　主任研究員　博士（工学） 担当：2.1, 2.2節, 2.2.1項, 2.3節, 5章
幹事	長谷川有貴	埼玉大学大学院 理工学研究科　助教　博士（工学） 担当：2.3.3 (1), 4.2.1項
幹事補佐	沢田　史子	金沢星稜大学 総合研究所　研究員　博士（知識科学） 担当：2.3.2項
	勝部　昭明	埼玉大学　名誉教授　工学博士 担当：1章, 2.3.2項, 5章
	原　和裕	東京電機大学 工学部電気電子工学科　教授　工学博士 担当：2.2.2, 2.2.3項, コラム（2章）
	島田　一志	金沢星稜大学 人間科学部　准教授　博士（体育科学） 担当：2.2.4項
	山口　昌樹	岩手大学大学院 工学研究科バイオ・ロボティクス部門 教授　博士（工学） 担当：2.3.1項, 3.1節, 3.3.1項, 5章
	小島洋一郎	苫小牧工業高等専門学校 理系総合学科　准教授　博士（工学） 担当：2.3.3 (2), 4.3.1項
	参沢　匡将	富山大学大学院 理工学研究部（工学）　講師　博士（工学） 担当：2.3.3 (3)
	伊藤　善孝	アイスフエトコム株式会社　取締役 担当：2.4節
	南戸　秀仁	金沢工業大学 高度材料科学研究開発センター所長　教授　工学博士 担当：3.2.1, 3.2.4, 4.2.2項
	中川　益生	岡山理科大学 理学部応用物理学科　教授　理学博士 担当：3.2.2項, コラム（3章）
	外山　滋	国立障害者リハビリテーションセンター研究所 障害工学研究部生体工学研究室　室長　博士（工学） 担当：3.2.3項, 4.1, 4.2, 4.3節, 4.3.2項, コラム（4章）, 5章
	松倉　晋	横河電機株式会社 ライフサイエンス事業部 MEG センター 担当：3.2.5項
	畑中　啓作	岡山理科大学 理学部応用物理学科　教授　理学博士, 博士（医学） 担当：3.2.6, 3.2.7項
	南保　英孝	金沢大学大学院 自然科学研究科電子情報科学専攻　講師　博士（工） 担当：3.3.2項
	三好　扶	岩手大学 工学部機械システム工学科　准教授　博士（学術） 担当：4.2.3項
	畠　直輝	国立障害者リハビリテーションセンター研究所 障害工学研究部電子機器応用研究室　研究員　博士（工） 担当：4.2.4項
	沖野　浩二	富山大学 総合情報基盤センター　助教 担当：4.2.5項
	神作　憲司	国立障害者リハビリテーションセンター研究所 感覚機能系障害研究部感覚認知障害研究室　室長　博士（医学） 担当：4.2.6節

目　　次

1章　ヒューマンサイエンスにかかわるセンシング技術 1
  1.1　はじめに 1
  1.2　ヒューマンサイエンスの動向 2
  1.3　ヒューマンサイエンスの領域 3
  1.4　センシング技術の応用 5

2章　健康とセンシング 9
  2.1　はじめに 9
  2.2　からだとセンシング 10
    2.2.1　五感と感性 10
      (1) 視覚 10
      (2) 聴覚 13
      (3) 触覚 16
      (4) 味覚 17
      (5) 嗅覚 19
      (6) 感性 21
    2.2.2　睡眠 22
      (1) 概要 22
      (2) 睡眠の計測法 23
    2.2.3　アレルギー，シックハウス 25
      (1) 概要 25
      (2) 検査法 26
      (3) アレルゲンを検出する計測方式，センサ 27
    2.2.4　スポーツにおける計測とセンサ 28
      (1) はじめに 28
      (2) スポーツバイオメカニクスにおける計測法 29
      (3) まとめ 34
  2.3　こころとセンシング 35
    2.3.1　心身ストレス 35

	2.3.2	癒し効果	41
		(1) 実験室と供試植物	44
		(2) 測定項目	45
		(3) 被験者と実験手順	45
		(4) アミラーゼ活性による癒し効果	46
	2.3.3	人間活動とこころ	47
		(1) 森と人	47
		(2) 表情と表現	51
		(3) 経済と経営	54
2.4	こころとからだのコントロール		56
	2.4.1	西洋医学の限界と代替医学・医療	56
	2.4.2	心身医療・医学の再構築	59

3章　医療とセンシング　67

3.1　はじめに　67
3.2　からだの診断と治療のためのセンシング　68

- 3.2.1　健康診断　68
- 3.2.2　血液と尿　71
  - (1) 高脂血症　73
  - (2) 糖尿病　73
  - (3) 痛風　74
  - (4) 癌　74
  - (5) 肝臓病　75
  - (6) 腎臓病　75
  - (7) 血液疾患　77
  - (8) 膠原病　77
  - (9) ウイルス感染症　78
- 3.2.3　細胞　80
- 3.2.4　呼気　85
- 3.2.5　脳　89
- 3.2.6　てんかん　97
- 3.2.7　感覚神経診断　102
  - (1) 視覚神経　103
  - (2) 聴覚神経　105
  - (3) 体性感覚神経　106

	3.3	こころの診断と治療のためのセンシング	108
		3.3.1 過敏性腸症候群	108
		3.3.2 不登校	113

4章　福祉とセンシング ... 121

- 4.1 はじめに ... 121
- 4.2 身体情報のセンシング ... 122
  - 4.2.1 認知症 ... 122
  - 4.2.2 排泄 ... 127
  - 4.2.3 移動機器 ... 130
    - (1) 機器とセンシング ... 130
    - (2) 移動機器とセンシング：定義と目的 ... 131
    - (3) 座位移動と立位移動 ... 131
    - (4) ハンドル部力ベクトルと歩行運動 ... 132
    - (5) 今後への期待 ... 135
  - 4.2.4 パワーアシストシステム ... 135
    - (1) 身近なパワーアシスト ... 135
    - (2) パワーアシスト車いす ... 136
    - (3) パワーアシスト装具 ... 140
  - 4.2.5 コミュニケーション ... 140
    - (1) 手話認識システム ... 144
    - (2) 視線入力装置 ... 145
    - (3) 呼気スイッチ ... 146
  - 4.2.6 脳のセンシング技術を用いた新しい福祉機器 ... 146
    - (1) 脳からの信号を利用する ... 146
    - (2) 手術が必要なブレイン-マシン・インターフェイス ... 148
    - (3) 手術のいらないブレイン-マシン・インターフェイス ... 149
    - (4) ブレイン-マシン・インターフェイスによる生活環境制御 ... 151
    - (5) 今後の課題 ... 153
    - (6) おわりに ... 154
- 4.3 人間環境のセンシング ... 154
  - 4.3.1 ユニバーサルデザイン ... 154
  - 4.3.2 スマートホーム ... 160
    - (1) 生活状態のモニタリング ... 161
    - (2) トイレの監視システム ... 164

(3) 風呂の監視システム *164*
　　(4) 就寝時のモニタリング *165*
　　(5) ロボットを利用したモニタリング *165*

5 章　展望と課題 *171*
5.1　健康分野 *172*
5.2　医療分野 *173*
5.3　福祉分野 *173*

索引 *175*

コラム
　睡眠と夢 *25*
　黙って座ればピタリと治る!? *116*
　リアルタイム音声検閲とおれおれ詐欺 *169*

1章
ヒューマンサイエンスにかかわるセンシング技術

1.1 はじめに

　ヒューマンサイエンス（human science）という言葉は非常に広い意味を有している。このカテゴリーには，生体の個体機能を表すライフサイエンス，生体が置かれた自然環境とのかかわりであるヒューマン・自然環境サイエンス，人の生活の場である社会環境とのかかわりに関するヒューマン・社会環境サイエンスなどが包含される。このなかでライフサイエンスであるゲノム科学やバイオインフォマティクスを含むバイオテクノロジー，機能性ポリマーなどの新素材，ナノテクノロジーなど，さまざまな技術が包含され，人間の健康，医療や福祉に貢献する科学分野の1つといえる。具体的には，保健医療，医薬品，医療・福祉機器，生活衛生を挙げることができる。1944年にDNAによる肺炎双球菌の形質転換が行われて以来，バイオテクノロジーは人間社会に多大な貢献をしてきた。最近では，1996年クローン羊ドリーが生まれたり，2000年にヒトゲノムの概要が解読されたりと，関連するニュースが発表され，脚光を浴びてきている。oncogene（発がん遺伝子）がバイオ技術により発見されたことがバイオテクノロジー全盛時代を誘引したといえる。ライフサイエンス＝ヒューマンサイエンスと捉えられてきた観がある。今後も生活習慣病である動脈硬化や糖尿病，がんなどの治療への貢献が幅広く切望され，さらに幅広くヒューマンサイエンスという言葉が多用される。

　ライフサイエンスからヒューマンサイエンスへと対象領域が拡大している。食品や環境保全をはじめ社会科学の分野にまで範囲を広げつつある。昨今の

ヒューマンサイエンスは，幅広い分野が融合・連携し，真に人間社会に貢献する仕組みづくりまでが包含されている．本書においては，センシング技術に関連し，人間（human）を中心にさまざまな社会環境要因を扱い，まとめている．対象領域が広くなり不明瞭になった観もあるが，それだけ将来性があり，重要で広範囲な分野といえる．現代においては，人間にはストレスやウイルスなど，多くの社会環境要因がある．とくに，昨今の金融危機から発生した経済状態の悪化は大きな社会問題となり，人間に不安やストレスを与えている．また，二酸化炭素問題に起因する地球温暖化は緊急の課題である．これらを何らかのセンサを用いて検知し，軽減し，防疫することが必須である．人間にかかわる諸問題を軽減し解決するためにセンシング技術の果たす役割は大きい．本書では，ヒューマンサイエンスにかかわる諸問題を解決するために活用されるセンシング技術についてまとめている．一部，センシングに関係しない分野もあるが，重要な課題であり，将来センシング技術が取り入れられることが望まれる分野も題材として触れている．

1.2　ヒューマンサイエンスの動向

　ヒューマンサイエンスは人間にかかわる幅広い分野を科学的に扱うものである．このため，これまで物質形成に主眼を置いてきたライフサイエンスから脱却し，心理など社会科学までも包含する分野といえる．技術の進歩とともに，人間の心身をも解析し，科学的にさまざまな対策を立てることが可能なレベルまで発展していくものと思われる．いまや就寝中に見ている夢の映像を，脳の活動信号を磁気共鳴画像装置（MRI）で解読し，画面上に再現させる技術までも開発（2008年12月，ATR，京都府）されつつある．このような技術は応用の広い画期的な開発といえ，ヒューマンサイエンス分野が将来技術としてなくてはならないものであることを示唆している．

　ヒューマンサイエンスにおいて今後重要な技術として，長寿社会形成，低侵襲医療，感覚補綴，食品と健康，五感コミュニケーション[1]，経済変動と心身，芸術・文化と心身などの研究が行われていくものと予想される．現在，図1.1に示すように人間を取り巻く社会環境には厳しいものがあるが，これらを総合

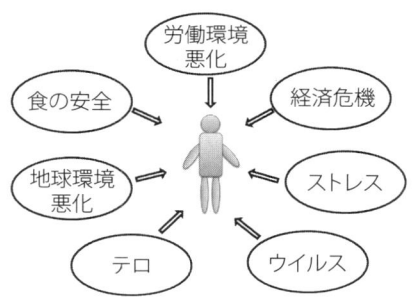

図 1.1　人間を取り巻く社会環境要因

的に取り扱うのがヒューマンサイエンスである。1つ1つはそれ自体大きなテーマである。日本にとって豊かな長寿社会形成は最も重要な課題である。バリアフリーや身障者を含む福祉施設，安全に生活できる支援社会形成など，多くの課題を科学的に解析していくことが望まれる。本書においては，これらの事項を念頭に置き，内容をまとめたものである。

1.3　ヒューマンサイエンスの領域

　人間の基本は健康な生活である。健康を維持するためには図 1.1 で示した社会環境要因に対処できる心身の維持が必要である。日本は世界の最長寿国でもある。2008年の日本人の平均寿命は男性が約79歳，女性が86歳と報告されている。世界規模での金融危機で大きな社会不安が起こっているが，真の課題は高齢社会であり地球環境問題である。この両者を解決する糸口がつかめていない。高齢化率の予測では，2010年の23％から2050年には40％へとリニアに増加していくことが予測されている[2]。高齢化が進めば，それだけ高齢者に対する福祉の重みが増すと同時に，充実した社会基盤が求められる。本来，福祉（welfare）は「ゆたかさ」と「しあわせ」を意味している言葉である。ここでは，福祉を支援技術（assistive technology）として捉えている。医療も重要である。医療には病気の治療のみならず，予防やリハビリテーションも含まれる。これら健康・福祉・医療は基本的には人間の生活と密接に関連した重要

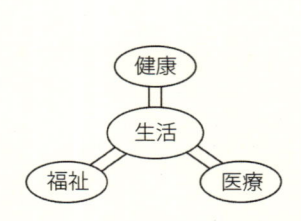
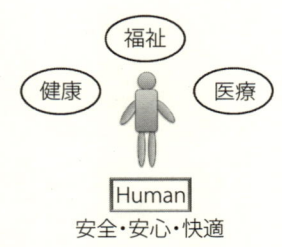

図1.2　生活スタイルの重要性　　　図1.3　人間と健康・福祉・医療

項目である。充実した生活スタイルにより健康な生活を送ることができる。病気からの復帰も早い。また，多くの社会支援により「ゆたか」で「しあわせ」な生活をおくることができる。これらの関係を図1.2に示す。

　本書においては，図1.2で示した健康，医療，福祉分野をヒューマンサイエンスの主要分野として捉え，それらの分野におけるセンシング技術活用について将来を見越してまとめた。図1.3に示すように人間はこれら3分野と強いかかわりを持ちながら安全・安心で快適な生活を維持しながら生きている。3分野の境界は明確ではないが，強くリンクしていることは確かである。各分野の調査内容をまとめて表1.1に示す。3つの分野を「からだ」と「こころ」に分けてまとめた。現在，これらを区別して取り扱うことは難しいが，なるべく各立場からまとめることとした。

表1.1　健康，医療，福祉分野における調査項目

	からだ	こころ
健康	五感と感性，睡眠，アレルギー・シックハウス，運動とスポーツ	心身ストレス，癒し効果（植物，音楽，におい），森と人，表情と表現，経済と経営
医療	代替医学・医療，心身医学・医療，健康診断，血液と尿，細胞，呼気，脳，てんかん，感覚神経診断	過敏性腸症候群，不登校
福祉	コミュニケーション，ブレインマシンインタフェース，認知症，排泄，移動機器，パワーアシストシステム，ユニバーサルデザイン，スマートホーム	

1.4　センシング技術の応用

　2030年に，団塊世代が元気で介護を必要としない社会形成を目指した，健康寿命80歳を目標とした政策が経済産業省から提案されている。動物は年を重ねて，ある年齢以上になると環境を認知する五感（センサ）機能が鈍くなる。人間は多くのセンサを有し，各種の環境情報を入力して判断を行っている。五感とは視覚，聴覚，触覚，嗅覚，味覚である。これから嗅覚と味覚のセンシング技術開発が望まれるところである。この他に第六感もある。人間をはじめとする生物のセンシング機能を人工的につくり，ヒューマンサイエンス分野に活用し，豊かで幸せな生活を営むことが求められている。これら五感センシング機能は物理センサと化学センサの2つに分類される。これを図1.4に示す。実用化が遅れているのは化学センサである。化学センサにはバイオセンサも含まれる。この人間の機能を搭載したロボットが人工的に開発され，人間をサポートすることができれば，大きな進展が達成されたことになる。これら人工センサ開発の役割には次の3つがあると考えられる。

　① human interface
　② human support
　③ human outstripping

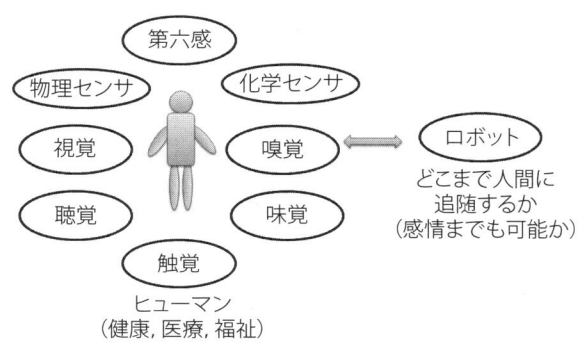

図1.4　人間の五感とロボットへの搭載

①は，人間と機器や社会との間において，人間にやさしさなどを与えるために機器側が対処する。たとえば，目の不自由な人には自動的に点字や音声案内が行われる。精神的に不安定な人には，癒し効果のある画像や音を出力するなどである。高齢者には，食べやすく自分好みの調理を自動的につくってもらうことも考えられる。②は限りなく人間に近いロボットが人間をサポートするものである。高齢者の介護などは最も必要視される分野である。必要なときに話し相手になることも考えられる。個人個人に合わせた対応ができる。③は人間を超えた機能を利用し，安全で安心な人間の生活を守るものである。たとえば，火災の予兆をいち早く検知して知らせたり，一酸化炭素の発生など人間には検知が不可能なものを高速・高感度で検知する。また，人間では不可能な緻密な制御による安全性の向上などの分野で人間社会に貢献するものである。

インターネットなど情報通信技術の発展とともに人間の五感までもが通信の対象となる。五感コミュニケーション（five sense communication）である。五感コミュニケーションとは，人間が五感で感じた感覚全体を情報通信の対象とするもので，多くの応用が考えられる。五感によるセンシング情報を伝送し，再現・応用するものである。社会環境要因による人間の心理的変化などもコミュニケーションの対象となり，治癒に用いられる。森林における癒し効果を離れた場所で体感することも可能となる。ロボットへの応用も有力である。この概念を図1.5に示す。五感情報が通信回線を経由してサーバなどのコンピュータに伝送され，データベース（DB）にデジタル情報として蓄積される。

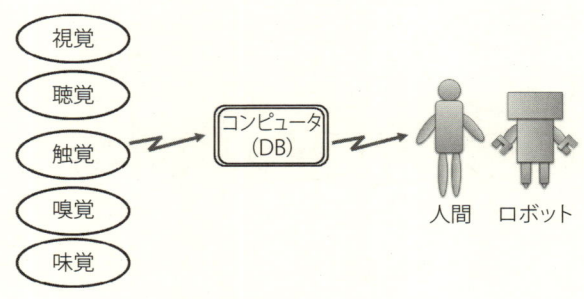

図1.5　五感コミュニケーション

種々の判断が行われ，必要な箇所にある種のアクチュエータ用情報として伝送され，人間に知らせ，かつ，ロボットへ制御のための情報として送られる。人間に近い高度な機能を具備したロボットを開発するには，五感（センサ）機能は必須である。

センシング技術は，これまでの白物家電や車，医療機器などへの搭載から，携帯電話やインターネットなどの通信機器やデジタル機器と接続され，オンラインサービスに供されていくことは明らかである[3]。通信機器との融合により社会への貢献度が飛躍的に向上する。健康，医療，福祉分野のみならず，農林業，環境，流通，防災などのあらゆる社会分野に適用される。また，センシング技術の進歩とともに機械のほうから人間社会に調和していくことが可能となる。より豊かな人間社会形成のためのセンシング技術の応用と発展が求められている。

本書において，ヒューマンサイエンスという人間に関する幅広い分野におけるセンシング技術について，健康，医療，福祉の分野からまとめられている。これら3分野の項目を「からだ」と「こころ」という側面から分類することとした。古来，日本には「心身」という言葉がある。心と身体をつねに健康に維持することが求められる。健康とは単に心や身体に悪いところがないことのみが求められているのではなく，社会的に調和のとれた状態にあることが重要なのである。混沌とした社会の中に存在する人間がいち早く不健康状態を察知・検知し，健康な状態を維持していくことが強く求められているのである。「こころ」に対しても「からだ」に対しても健康状態維持が必須である。健康を害したときは速やかに医療措置を施す必要がある。ヒューマンサイエンス分野におけるセンシング技術は非常に重要な要因といえる。

【参考文献】

[1] 総務省：五感情報通信に関する調査研究会報告書（2006）
[2] 国立社会保障・人口問題研究所：人口資料集 2006
[3] センサエージェント調査研究委員会編："センサエージェント"，海文堂出版（2003）

2章
健康とセンシング

2.1　はじめに

　ヒトが生活や活動を営む上で，安全・安心で健康的な社会生活を過ごすことは，かけがえのない人生のなかで最も重要なことである。近年の生活レベルの向上，とくに食生活や医療面での充実の要因が大きいが，日本人の平均寿命は男子が約79年程度，女子が約86年程度で，今後もこの延びが続くものと考えられている。これらを背景として，食生活や運動面，健康器具などの利用によって，普段の生活のなかでも各自が意識的に健康に対して積極的にアプローチを行う状況となっている。たとえば，万歩計の利用やパソコン，家庭用ゲーム機器，携帯ゲーム端末，携帯電話などを利用した健康管理や運動ゲームなどがその例である。社会システムのなかでは，高齢化の問題や国民の健康維持と現代病予防を目的として制定された健康増進法などから，医療や社会保障システムの改革や充実が進められている。とくに，現在ではいわゆるメタボリックシンドローム（代謝症候群）の該当者や予備群と考えられている人を健康診断などによって選び出し，この該当者に対して特定保健指導を行うことが義務づけられており，疾病に進行しないように早期に対応するような取り組みが始められた。このような社会情勢から，健康状態を低コストな手法で簡便かつ迅速に測定・判断する技術が求められている。

　健康に関連するセンシングとしては

　① 現在の肉体面（精神面）の健康状態を正確に測定（検知）し，今後も維持するための方策（助言）が可能なセンシングシステム
　② 肉体面（精神面）の疾病をいち早く検知し，治療への正確なアプローチ

を可能とするセンシングシステム
③ 人間の本来の生体的なセンシング機能(視覚や聴覚など)が,疾病や事故などによって損傷や障害を受けた場合に人体へのサポート(補完,支援や介護など)を可能とするセンシングシステム

などが考えられる。

そこで,このような健康に対するセンシングシステムの現状と今後の課題や展望について調査・検討を行った。さらに,人体に対するセンシング技術の発展は,将来のヒト型ロボットに対しても有効に機能が発揮されることが考えられるため,これらの面に対する応用についても調査・検討を行った。

2.2 からだとセンシング

ここでは,健康状態を正確に検知するためのセンシング技術やシステム,人体のセンシング機能を中心に調査・検討を行った。とくに,人間の五感(視覚,聴覚,触覚,味覚,嗅覚)に関する研究は,人体に対するサポート型のセンシング技術として研究開発が積極的に進められている。また,これらの技術の進化はヒト型ロボットやロボットスーツなどでも有効に利用される重要な要素となることが考えられる。その他に,睡眠やシックハウスなどに代表されるアレルギーに関するセンシングの現状,健康維持やスポーツ,運動機能面に関するセンシングについても紹介する。

2.2.1 五感と感性

(1) 視覚

視覚が人間の五感のなかでもとくに重要なセンシング機能と考えられるのは,2つのセンサ(目)しかないことも一因である。一般的に,視覚の定義としてヒトが受感できる可視光域の反射光(直接光もあるが)を物理的入力とした感覚として説明される場合が多い[1]。視覚の機能面では,入力した光情報を眼の水晶体を通して網膜で受け取り,神経を通じて脳に情報伝達され画像として認識される機能である。ヒトを含めてほとんどの動物には視覚があるが,そ

の種類によって受光波長範囲は大きく異なり，また見えかた（認識）も大きく異なっていると考えられている[1]。ここでは，基本的にヒトの視覚に対応するセンシングを取り扱うこととする。視覚に限らず五感は理想的には一生涯機能が変化しないことが理想であるが，肉体同様，加齢によって変化し，ほぼ全員の視覚が衰える（遠視や色弱など）状況である。さらに，年齢にかかわらず，個人差，とくに近視や色弱などの例もある。また，約 30 万人ともいわれている視覚障害者への支援[2] などの研究も進められている。視力については，通常，眼鏡やコンタクトレンズ，視力矯正手術（レーシックなど）などで矯正するのが一般的であるが，網膜などに障害がある場合にはこのような矯正では回復が難しいため，人工眼の利用が考えられ，研究開発[3] が行われている。人工視覚，人工網膜としての人工眼を失明したヒトの体内に直接取り付け，視覚を取り戻す研究開発が進んでいる[3]。人工眼の種類と方式を表 2.1 に，その一例を図 2.1 に示す。

　この人工網膜技術は画像素子技術を利用しているが，視覚センサとしてのロボットでの利用では，デジタルカメラや携帯電話などで幅広く利用されるようになった CCD（荷結合素子：Charge Coupled Device），CMOS（相補性金属酸化膜半導体：Complementary Metal Oxide Semiconductor）が主流である。CMOS は，省エネルギーで高感度検出が可能な素子であることから，とくに近年の利用，改良が目覚ましい状況である。これらの画像素子とヒトの視覚の大きな違いは

① 受光する波長範囲
② 次元の認識

である。ヒトの可視光範囲は，個人差もあるが約 380～780 nm 程度の範囲と考えられている[1]。それと比較して CCD や CMOS は 200～1100 nm 程度と，広い波長範囲の認識が可能となっている。これらの素子を利用すると，従来ヒトが見えなかったモノまで見えることから，判断情報が豊富となり，行動範囲も広くなるメリットがある。

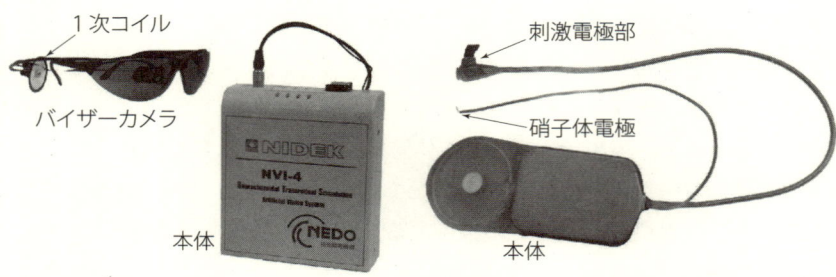

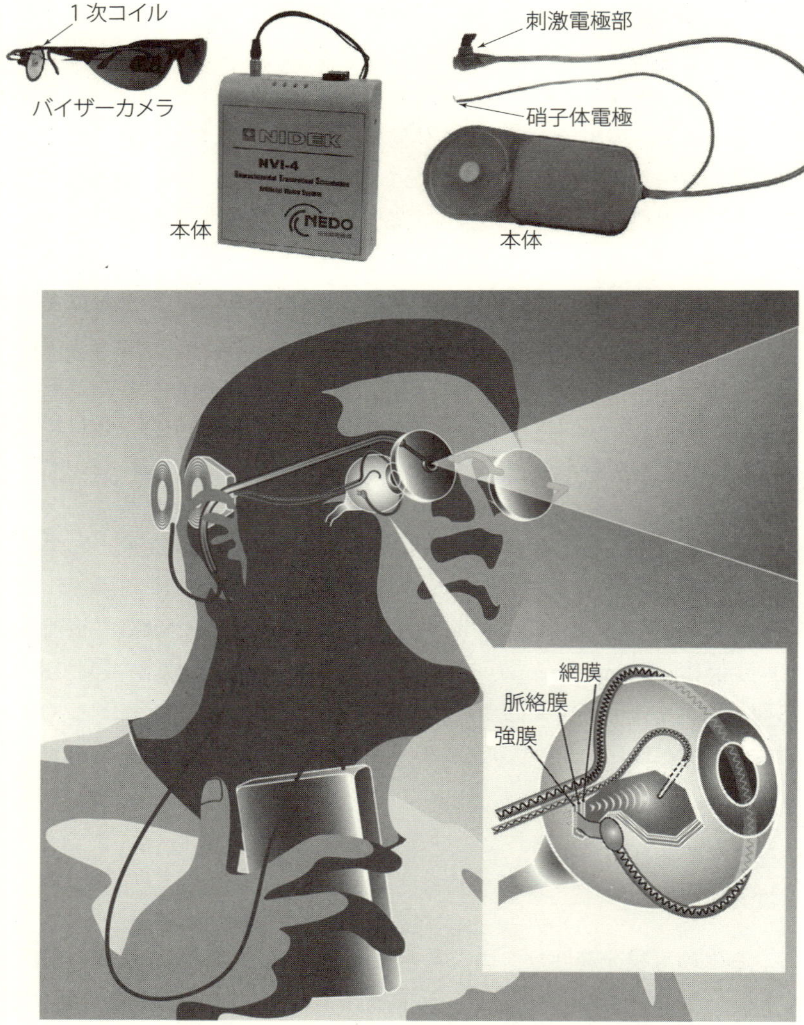

図 2.1　人工視覚システムの一例
(Suprachoroidal-Transretinal Stimulation 方式，資料提供：株式会社ニデック)

表 2.1　人工眼の種類と方式

種類	方式
脳刺激型	大脳皮質の視覚野を電気で刺激する方式
視神経刺激型	網膜から視床へつながる視神経を電気で刺激する方式
網膜下刺激型	網膜下から電気で刺激する方式
網膜上刺激型	膜上に配置した電極アレイによって，双極細胞または神経節細胞を電気で刺激する方式
脈絡膜上-経網膜刺激型	脈絡膜上に電極アレイを配置し，網膜を刺激する方式
その他	バイオハイブリッド型，化学刺激型など

しかし，次元の認識においては，ヒトは視覚情報から正確な距離や大きさを測定する（割り出す）ことはできないものの，イメージとしての3次元処理（認識）を行い適切な行動は可能である．それと比較して，CCDやCMOSは2次元処理による画像認識は可能であるが，この素子の画像情報だけで人間同様の3次元処理（認識）には課題が多く，複数個または測距センサなどが必要である．この分野の課題は，画像素子だけの問題ではなく，ハードウエアとソフトウエアの両面における情報処理技術に多くを依存している．このように，視覚のセンシングは単に画像素子の開発に留まらず，総合的な判断処理，つまり画像認識ソフトの発展も非常に重要な要素となっている．つまり，ロボット分野の視覚センシングにおいてセンサ（ハードウエア）とソフトウエアの両方の発展が今後のヒト型ロボットの実用化ではカギとなり，さらにはヒトの視覚機能の補完への実用化，応用へと広がることが考えられる．

(2) 聴覚

聴覚も視覚同様，センサとしては2つ（耳）しかなく，重要なセンシング機能である．聴覚は，ヒトが受感できる可聴域の振動（音）を物理的入力とした感覚である．ここで，この物理的に入力した振動は鼓膜を通して聴神経，聴覚皮質などを経て脳に伝達され，音色や強さなどから音として認識される．聴覚も視覚と同様に，動物の種類によって可聴域の周波数範囲は大きく異なっているため，ここでは基本的にヒトの聴覚に対応するセンシングとする．聴覚も理想的には一生涯機能が変化しなければよいが，加齢と共にほぼ全員の聴覚が衰える．また，実際には年齢にかかわらず，個人差による違い（周波数範囲や聞

こえかた）がある。身体障害者手帳を交付されている聴覚障害者は約36万人程度であり，さらに聴力の衰えによって生活に支障を感じている人を含めると約600万人程度に達するともいわれている[2]。

　通常の聴力の衰えには「補聴器」による補完が一般的である。この原理は，マイクロフォンで音（振動）を検出し，電気信号に変換して増幅部で増幅して，再度音としてイヤホン（スピーカー）から出力する。その際に，個人差があるため難聴者の特性に応じて信号処理を変えて，最適に聞こえるように調整する。以前はアナログ信号処理の補聴器が多く，不必要な周波数帯の信号（音）も増幅するため聞き取りにくくなる課題があったが，最近では必要な可聴周波数に対応して増幅率を可変するデジタル式の補聴器が一般化されてきた。さらに，従来の補聴器とは異なり，音信号を空気中の伝搬（気導音）ではなく骨の振動として伝える技術を利用した骨伝導補聴器の利用も増えている。これは，従来型の補聴器では聞くことができない重度難聴者や鼓膜のない人に効果がある技術で，この機能を有した携帯電話もある。

　現在使用されている補聴器は聴覚の機能を「補完」するタイプである。それとは異なり，内耳機能の障害による高度感音難聴者への人工内耳の実用化が進められている。人工内耳のしくみは，体外装置（プロセッサ）のマイクから受信した音声情報を電気信号に変換し，その電気信号が蝸牛内に埋め込まれたインプラントの電極に送られ，電極が電気信号に従って聴神経を刺激し音声情報が伝達されるものである。図2.2にその一例を示す。

　聴覚センサとしては，振動（音）を電気信号に変換するためのマイクロフォンの技術開発が重要である。検知方式としては，ムービングコイル型，静電型，圧電型などが主流となっている。表2.2にその種類と方式を示す。ここで，聴覚センサ（マイクロフォン）とヒトの聴覚の相違点の1つとして，周波数範囲がある。ヒトの可聴範囲は，概ね20～20000 Hz程度であるといわれている[1]。センサとしてのマイクロフォンは，これよりも広い範囲の周波数を検知することが可能であることから，ロボットにこのような聴覚センサを利用することによって，従来ヒトが聞こえなかった異音なども検知可能となるため，判断情報が豊富となり，行動範囲も広くなるメリットが考えられる。ただし，ヒトの場合，耳で聞こえている周波数範囲の音であっても，意識的にあるいは無

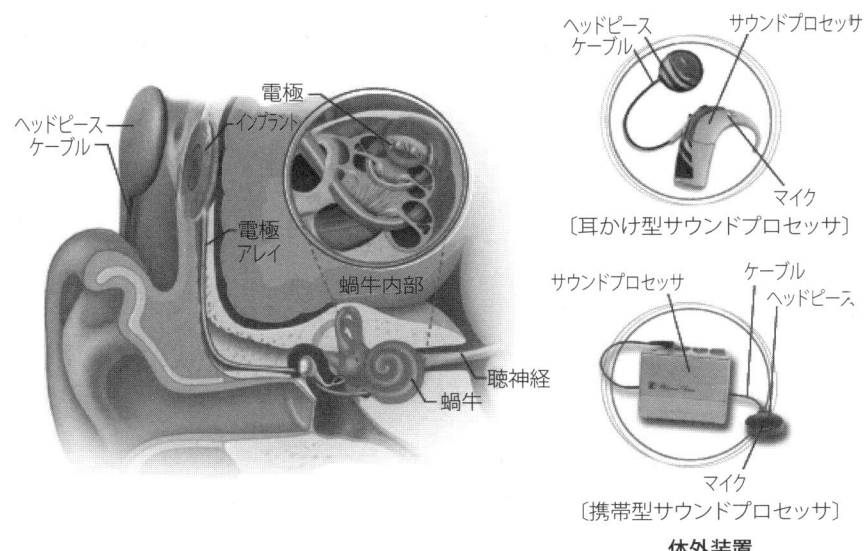

図 2.2　人工内耳のしくみの一例（資料提供：株式会社 日本バイオニクス）

表 2.2　聴覚センサに利用される種類と方式

種類	方式
圧電型	振動圧力による結晶などに対する圧電効果を利用
静電型	振動圧力による振動板と背極との間に形成される静電容量変化を利用
ムービングコイル型	振動圧力による動コイル振動に対する起電力変化を利用
その他	カーボンマイク，エレクトレット型，光学変位検知など

意識に音として認知しないようにして，脳や肉体に負担をかけない機能がある。センサ技術でも同様なフィルター機能で特定の周波数域の音をカットしたり，あるいは増幅率を変えることは技術的に可能であるが，必要な音かどうかの判断は非常に難しい。このように，音を判断することは単に周波数特性や音圧レベルなどの物理量を測定するだけではなく，それまでの経験や学習機能による総合的な判断，つまり情報処理が最も重要な要素となる。これは，視覚や聴覚だけではなく五感全般にあてはまる内容であり，ヒトの場合，脳のメカニ

ズムに大きく左右される。このように，聴覚センサもセンサ素子の技術開発だけではなく，ヒトの判断に近い処理を行うことが重要であるため，この分野での研究開発が今後も引き続き発展するものと考えられる。

(3) 触覚

触覚は，皮膚に多数存在する受容細胞が外部から圧力や刺激など物理的変化を受容し，その後，神経を通じて脳に伝達される感覚と考えられている。一般的には圧力が主な要因であるが，温度感や痛感も含めて触覚として定義されることが多い[1]。とくにヒトの場合，指先の触覚が日常的に多く使われる感覚である。このような圧力に反応する細胞としては，「マイスナー小体」「メルケル小体」「パチーニ小体」「ルフィーニ小体」「自由神経終末」が主に関与しているものと考えられている[1]。これらの細胞は，存在する場所（皮下組織，真皮下層など）や順応速度などに大きな違いがある。たとえば，圧力変化や振動によって反応しやすいもの（マイスナー小体，パチーニ小体など），順応が遅く持続的な圧力に反応するもの（メルケル小体，ルフィーニ小体）などがある。受容体の分布は皮膚 $1\,cm^2$ あたり触点が 25 個程度，痛点 100〜200 個程度，温度点〜3 個程度[1]と考えられている。ヒトの皮膚の表面積は約 $1.6\,m^2$ 程度なので，触点だけでも約 40 万個程度と，膨大な「触覚センサ」が存在していることになる。このため，ヒトの場合，一部の触点に障害があったとしても，他の部分の触点の機能を利用することが可能となる。このことから，視覚や聴覚の機能障害に対して，触覚情報に変換して伝達する研究[4]も行われ，その有効利用が期待されている。

ヒトの場合，日常生活において主に手足（指）や臀部などの触覚が利用されている例が多い状況である。これらの触覚をセンサとして検討した場合，主にひずみや圧力センサが対応する。表 2.3 に触覚センサの代表例を示す。主な検知原理は抵抗や静電容量の変化として検知するものであり，一定の面積に対する状態変化として捉える手法が多い。

これらのセンサをロボット分野に応用する場合，ヒト型ロボットの他に，手足に障害（欠損）がある人への部分補完としての利用も重要である。たとえば，損傷した手足部分を機械により代替する場合，この機械に対して動作の情

表 2.3　触覚センサに利用される種類と方式

種類	方式
静電容量型	圧力による静電容量変化を利用
磁界型	圧力による磁界変化を利用
ひずみゲージ型	圧力によるひずみ抵抗変化を利用
半導体ゲージ型	圧力によるピエゾ抵抗変化を利用
振動型	圧力による共振周波数変化を利用
圧電型	圧力による圧電変化を利用
光ファイバ型	圧力による光特性変化を利用

報を伝達する方法としては，損傷前の器官神経の信号をベースとして動作させる手法などを用いる例があるが，その場合でも，たとえばものをつかんだり，握ったりする行為のなかで，人間同様の曖昧な感覚をセンサ信号として正確に検知する必要がある。これら一連の動作に関しても，単にセンサ素子の技術開発だけではなく，ヒトの判断に近い処理を行う技術の重要性がある。とくに，触覚としての測定点が多いほどより正確な判断（情報処理）が可能となることから，今後はいままで以上に小型でスポット圧力分布を容易かつ正確に測定可能な触覚センサが必要とされており，MEMS（Micro Electro Mechanical Systems）技術を利用したセンサ開発がさらに進むものと考えられる。

(4) 味覚

　味覚は，ヒトの場合，飲食などによって直接口にしたものが舌の上の感覚領域にある細胞によって受容され，その後，神経を通じて脳に伝達される感覚と考えられている（図 2.3）。一般的には，甘味，酸味，塩味，苦味，うま味の 5 つが基本味となっている。味覚は，視覚や聴覚などと異なり，化学物質の受容による感覚である。そのため，感覚を受ける条件（共存物質や配分，温度，量など）によって受容が異なることや，視覚や嗅覚，聴覚，さらに各人の記憶など，複合的な要素によっても受容が異なることなどの特徴がある。味覚についても，舌そのものの損傷によって障害を受ける場合があるが，多くの味覚障害・異常に関して，精神面や神経伝達部分の異常，疾病やミネラルなどの欠乏などが原因とされる例が多い。また，他の感覚同様，加齢によって味覚の変化（鈍感）がある。

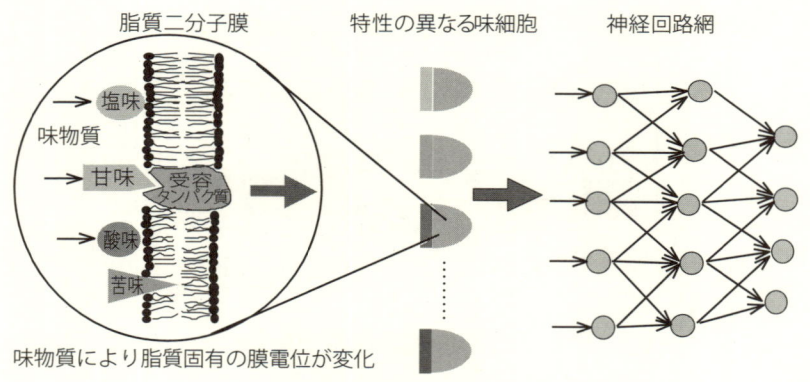

図 2.3　味覚受容検知メカニズムの一例
（資料提供：株式会社インテリジェントセンサーテクノロジー）

　味覚センサの研究については，ロボットへの応用という面ではなく，日常生活のなかでの利用，たとえば，食品や飲料の評価，品質の均一化など，従来はヒトの感覚で判断していた分野をセンシングによって均一に評価するためのツールとして使用し始めている[5]。これは，メーカーでは実際に舌で吟味する試験が多く，パネル試験者の個人差や体調，気分が官能データの客観性，再現性に影響を及ぼし官能試験自体の負担と疲労度が大きいこと，パネル試験者の育成も時間と労力がかかり難しい面などがある。このような背景から，味覚の研究は近年，日本において最も進んでいる分野[5]である。味覚センサの開発では，測定対象の味物質の種類は膨大であり，これらの味物質間で相乗や抑制効果の相互作用もある（抑制効果の一例：コーヒーに砂糖を入れるとコーヒーの苦味が消えるなど）ことから，容易に測定することが困難とされてきた。味物質について，その構成物質を分析装置などによって正確に分析することは可能であるが，その分析結果がわかったとしても，ヒトの感覚量として推定するには，個々の味物質の味データや味物質間の相互作用の膨大なデータが必要であるため，ヒトの味認識をモデル化して，味の識別を行う必要がある。これらの問題を解決するために各種のセンサシステムが提案されている。センシングとしては，ヒトの味覚が化学物質の受容による感覚であることから，電気化学

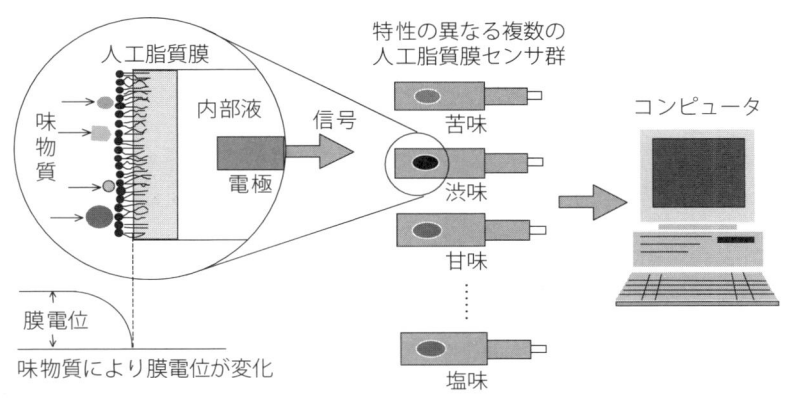

図 2.4　味覚センサシステムの一例
（資料提供：株式会社インテリジェントセンサーテクノロジー）

センサが主に利用されており，新たな検知手法も提案[6]されている。ヒトの舌の表面には脂質二分子膜が形成されており，固有の膜電位を持っていることから，さまざまな呈味物質との化学反応や吸着反応による膜電位の変化量（電気）を測定することによって味覚センサとして検知するものが代表的である（図 2.4）。主なセンシング手法としては，脂質二分子膜を利用した電気化学センサ[5]，化学的電界効果トランジスタ技術を利用し感応膜を利用した電気化学センサ，無機質膜を利用した電気化学センサ[6]などがある。

ロボット分野では利用が進んでいなかった味覚センサであるが，センシングシステムの進化によって，今後はロボットが人間同様，「味見」や「毒見」などをするまでに発展することが予想される。

(5) 嗅覚

嗅覚はヒトの場合，呼吸などによって鼻腔の奥にある嗅細胞が匂い物質（主に気体，ガス状物質）を受容し，その後，神経を通じて脳に伝達される感覚と考えられている。このようなメカニズムは味覚に近く，味覚は検知物質（主に食品）が直接感覚細胞を刺激するのに対して，嗅覚は感覚細胞の周辺の物質（気体やガスなど）を検知することが可能である。このため，感覚細胞が検知

可能な濃度域であれば，必ずしも近接している必要はなく，遠方の物質も検知できることになる．このように，嗅覚も味覚同様，化学物質の受容による感覚である．感覚を受ける条件（共存物質や配分，温度，量など）によって受容が異なる点，視覚や味覚さらに各人の記憶など複合的な要素によっても受容が異なることなども味覚と同様の特徴である．また，他の感覚同様，加齢による変化（鈍感）もある．

　嗅覚の研究も，日常生活のなかでの利用，たとえば，食品や香料などの評価，品質の均一化など，従来はヒトの感覚で判断していた分野をセンシングによって均一に評価するためのツールとしての利用を考えている．また，悪臭や火災，有害物質など，ヒトに対して悪影響を及ぼす指標や環境測定の面での利用も考えられている．嗅覚（匂い）センサも味覚センサと同様に，測定対象物質の種類が膨大であり，これらの物質間で相乗や抑制効果の相互作用もあることから，容易に測定することが困難とされてきた．とくに，ヒトの場合，約350種類の嗅覚受容体があるといわれており[1]，同じ匂いでも濃度によって感じかたが大きく異なる点や，味覚以上に嗅覚受容体からの伝達信号のパターンを脳が識別して，経験や記憶からの情報と照合しながら認知，判断しているものと考えられている．

　嗅覚（匂い）センサは，匂い物質，つまりガス検知が基本となる．したがって，匂いガス成分の構成物質を分析装置などによって正確に分析することは可能であるが，その分析結果がわかったとしてもヒトの感覚量として推定するには膨大なデータが必要であるため，各種のセンサシステムが提案されている[7]．センシングとしては，味覚同様，電気化学センサが主に利用されている（図2.5）．物理センサの原理によって匂い物質を検知可能ではあるものの，この場合は匂いセンサとしての分類よりもガスセンサとして分類されることが多い．表2.4に主なセンシング手法を示す．基本的には，触媒素子を利用した半導体式匂いセンサが多く，一部商品化されている．その他に，人工嗅上皮チップを利用した電気化学センサ[7]，水晶振動子を利用したセンサなどの研究[8]も行われている．

　また，ヒト型ロボット分野において，異常検知（火災や有害物質検知）用として災害を未然に防止する技術への応用研究も行われている（図2.6）．

2章 健康とセンシング　21

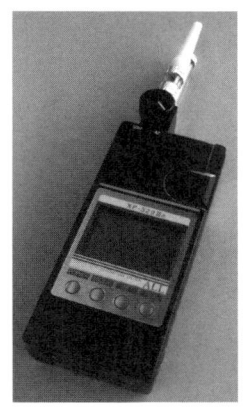
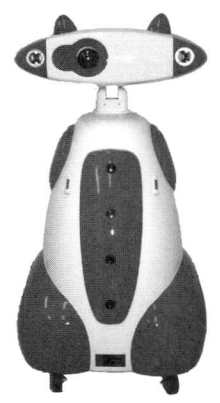

図 2.5　匂いセンサ（半導体式）の一例　　　図 2.6　異常な臭気を検知するロボットの一例

（資料提供：金沢工業大学 南戸研究室）

表 2.4　嗅覚（匂い）センサに利用される種類と方式

種類	方式
半導体型	半導体式ガスセンサによる電気出力変化を利用
水晶振動子型	水晶振動子表面の選択的な検知薄膜（有機系，無機系）による吸脱着による周波数変化を利用
その他	人工嗅上皮チップによる電気化学式，光学式など

(6)　感性

　感性とは，人間の直感的な感覚であり，無意識のなかで思考回路に関係なく評価判断されるものと定義されることが多い。とくに，美的感覚や善悪などの倫理観など，心理に依存していることが多く，認知心理学などで研究が行われている例もある。また，視覚や味覚などの五感とは異なり，「第六感」ともいわれるものである。このようなことから，現在のところセンシングの分野で的確な検知手法はまだ見つかっていない。しかしながら，ヒトが感性により判断をしている現状であることから，できるだけこの感性に近い結果をもたらすセンシングシステムの必要性が高まっている。たとえば，五感の各センサから

得られた信号に対して，単純な信号の強弱のほかに，ある種の「重み」を付加し，総合的な判断を行う手法も考えられる。この場合，ヒトの感覚量として推定するには，個々の相互作用など膨大なデータが必要であることから，各人のパターンをモデル化する必要がある。このように，センシングとしては各センサからの信号を単純に処理するのではなく，総合的な情報処理がカギとなることから，ソフトウエアの重要性が大きい。感性センシングとしては，「センサエージェント」技術が必要不可欠な要素となることが考えられる[9]。また，感性センサとしては従来の物理センサや化学センサなどだけではなく，バイオセンサなどの生体センサや植物の生体電位などを利用した植物センサの研究開発も重要であると考えられ（図 2.7），研究も行われている[10][11]。

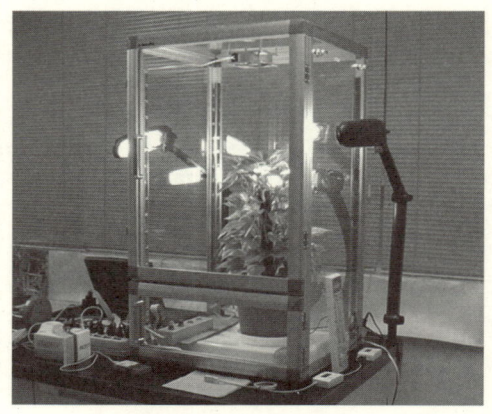

図 2.7　生体電位を利用した植物センサ研究の一例
（資料提供：金沢星稜大学 大藪研究室）

2.2.2　睡眠

(1) 概要

　人間の睡眠にはレム睡眠とノンレム睡眠の 2 種類の状態があり，この 2 種類の睡眠が交互に現れることが知られている。

レム睡眠とは，眼球が速く動く急速眼球運動（REM；rapid eye movement）を伴う睡眠のことである[12]。この睡眠では，脳温度，脳血流，脳内ブドウ糖代謝，脳皮質ニューロン活動，意識水準が，睡眠状態としては高く，脳は活性状態にあるといえる。また，夢を見ていることが多い状態である。

ノンレム睡眠とは，レム睡眠でない眠りという意味である。このとき，脳温度，脳血流，脳内ブドウ糖代謝，脳皮質ニューロン活動，意識水準は低く，脳は鎮静状態にある。ノンレム睡眠は，脳波をもとに，浅い睡眠（まどろみ状態）から深い睡眠（熟睡状態）まで，眠りの深さを4段階に分類することができる。第1段階は，浅い入眠状態の眠りである。覚醒時のベータ波や安静時のアルファ波は消え，周波数4〜7Hzのシータ波が主になる。第2段階は比較的安定した睡眠状態で，人間のノンレム睡眠では最も多くを占める。このとき，周波数の低い波のなかに，周波数14Hzくらいで持続時間の短い紡錘波が現れる。第3段階，第4段階は，両者を合わせて徐波睡眠と呼び，周波数3Hz程度で振幅が大きいデルタ波が現れる。この徐波睡眠はとくに深い眠り（熟睡）である。

健康な人では，これら2種類の睡眠状態からなる眠りの周期は約1.5時間であり，一夜の睡眠のなかで何周期か繰り返されるが，その周期は朝にかけて長くなる傾向にある。最初の1〜2周期のあいだに深いノンレム睡眠が現れるが，それ以後は浅いノンレム睡眠とレム睡眠の繰り返しとなる。

このようなリズムが乱れると，起床後，疲れと眠気，不快感が残る，昼間強い睡魔に襲われるなどの症状が出るばかりでなく，事故や怪我，他の病気を誘発するなどのさまざまな問題を生じる。一方，病気や心労・悩み，極度の疲労，怪我が原因となって睡眠に異常が現れることもある。また，近年，枕や蒲団，マットレスなどの寝具と睡眠との関係も指摘されている。

(2) 睡眠の計測法

睡眠に何らかの異常や障害を持つ人は増加している。睡眠障害の診断を確定するためには，脳波計を中心として，その他にいくつかのセンサを組み合わせ，睡眠時の心身の状態に関する多元的な情報を収集する睡眠ポリグラフィー（PSG；Polysomnography）が用いられるのが一般的である[13]。睡眠障害に至

る原因とその症状は人によって違いがあり，実にさまざまであるので，睡眠状態の計測は，この設備を備えた病院などで1夜から3夜かけて行われる。また，一般に，診断結果を得るまでには，膨大な計測データの解析をかなりの時間をかけて行う必要がある。

睡眠ポリグラフィーにおける，心身の状態の測定に用いる主なセンサと計測対象を列挙すると，表2.5のようになる。しかし，つねにすべての項目を測定するとは限らず，事前の問診などにより疑われる病状に応じて測定項目を絞ったり，また追加することも行われる。

表2.5 測定に用いる主なセンサ・計測器と計測対象

センサと計測器	計測対象
銀／塩化銀電極＋脳波計	脳波
銀／塩化銀電極＋眼球計	眼球運動
銀／塩化銀電極＋表面筋電計／歪ゲージ	オトガイ筋，前頸骨筋の動き
銀／塩化銀電極＋心電計	心臓の鼓動
銀／塩化銀電極＋皮膚電位計	皮膚の状態
圧力センサ	血圧
レーザードップラーレーダ／超音波ドップラーレーダ	血流量
歪ゲージ	胸・腹部の呼吸運動
サーミスタ	体温，鼻・口の換気
湿度センサ	発汗
圧電素子／マイクロホン	いびき音
加速度センサ	不随意運動
CCD撮像素子＋赤外線カメラ／ビデオカメラ	行動観察
パルスオキシメータ	血中酸素飽和度
pH計	胃内pH（水素イオン濃度）

これらのセンサの計測データをもとに，不眠症，過眠症，睡眠時無呼吸症候群，睡眠時遊行症（夢中遊行，寝ぼけ），睡眠麻痺（金縛り），その他数多くの睡眠障害が診断される[13]。

> **コラム** 睡眠と夢
>
> 　睡眠は単に心身の休息のためにあると思われがちであるが，最近の研究で睡眠中にさまざまなことが行われていることがわかってきた。眠りの前半では，大量の成長ホルモンが分泌され，子供の成長が促進されるばかりでなく，疲労回復や痛めた部位の修復が行われる。さらに，免疫力が高まって病気にかかりにくくなることも報告されている。また，眠りの前半，後半を通じて，記憶したことや，学習したこと，習熟したことの整理が行われ，眠ることにより成績や能力が高まることもわかってきた。これらのことから十分な睡眠時間の確保が重要であることが理解されてきた。しかし，近年の日本人の睡眠時間は短くなる傾向があり，子供の学力低下は，睡眠不足が一因のように思われる。
>
> 　また，何のために夢を見るかは完全にはわかっていないが，普段意識下に隠されていることを含めて，生存に必要なさまざまな状況に対しての行動プログラムに従い，訓練をしていると考えられている。とくに危機的な状況の場合には，不安に満ちた悪夢となる。戦争や飢餓などの危機が減った日本ではこのような悪夢は全体として減っているが，迫害・虐待や，大地震などの災害，大事件，大事故などの解決困難な危機に遭遇すると繰り返し悪夢を見ることがある。これは心的外傷後ストレス障害（PTSD ; Post-traumatic stress disorder）の1つの症状である。一方で，実現が難しい願望が夢のなかで実現し，開放感や幸福感を味わったり，科学者が夢のなかで優れたアイデアを得ることもあるようである。夢も無駄なことではなく，それなりの役目を持っているようである。
>
> （原　和裕）

2.2.3　アレルギー，シックハウス

(1) 概要

　アレルギーとは，異物（アレルゲンまたは抗原）を識別し，これを排除する免疫反応が，特定のアレルゲンに対して過剰に起こることをいい，近年この症状に悩まされる人が増えてきた。代表的なアレルギー疾患としては，一般に花粉症と呼ばれるアレルギー性鼻炎の他に，アレルギー性結膜炎，食物アレルギー，薬物アレルギー，動物アレルギー，金属アレルギー，蕁麻疹，アトピー性皮膚炎，気管支喘息，小児喘息などがある[14]。これらは原因物質により，さらに細かく分類される。花粉症の原因となる花粉はスギばかりでなく，ヒノキ，ブタクサなどがあり，食物アレルギーには，牛乳，ヨーグルトなどの乳製品の他，鶏卵，小麦，パン，蕎麦など多くの種類がある。

　また，アレルゲンが家屋内の建材などから発散される揮発性有機化合物

（VOC；Volatile Organic Compounds）である場合，その症状をシックハウス症候群と呼ぶ[15]。これは，化学物質過敏症の一種である。VOCとしては，合板や壁紙の接着に用いられる接着剤に含まれるトルエン，キシレンや，合板の防腐剤として用いられるホルマリンに含まれるホルムアルデヒドの他，シロアリなどによる建材の食害を防止するための防蟻剤に含まれるクロルピリホスなどがある。揮発性有機化合物の他に，室内のカビの胞子や，ダニの糞・死骸，ハウスダストなどによって起こるアレルギー症状も，シックハウス症候群に分類されることがある。また，自動車内で起こる同様のアレルギー症状をシックカーと呼ぶことがある。

(2) 検査法

アレルギー疾患を調べるための検査としては，表2.6に示すようにさまざまな方法がある。このなかで，少量の血液を採取して行うRASTが代表的であり，約200種のアレルゲンが特定される。

表2.6 アレルギーの検査法

検査名	内容
RAST（Radioallergo-sorbent Test）	血液中の特異的アレルギー抗体（IgE抗体）の定量
リンパ球幼若化試験（LST）	血液中のリンパ球の抗原による幼若化率を計測
リンパ球刺激試験（DLST）	抗原によって活性化される血液中のTリンパ球を計測
プリックテスト	皮膚に微小な傷を付け，アレルゲンを含む薬液を浸透させて反応を見る
パッチテスト	アレルゲンを含む薬剤を軟膏状のものに混ぜて皮膚に貼り付け反応を見る
経口誘発試験	アレルゲンを含む薬剤を飲み込んで反応を見る
吸引誘発試験	アレルゲンを含む薬剤を吸引して反応を見る

また，シックハウス症候群では，中枢神経系や自律神経系の機能障害が認められることが多いので，神経眼科検査も用いられる。これには，眼球の動きの滑らかさを計測する眼球電位図，目の感度を計測する視覚コントラスト感度検査（視覚空間周波数特性検査），光強度の変化に対する瞳の応答を計測する電子瞳孔計（瞳孔検査）などがある。

(3) アレルゲンを検出する計測方式，センサ

アレルギーやシックハウスの原因となる物質を検出する計測方式，センサの研究も各所で進められている[16]。ここではVOC，ホルムアルデヒド，ダストに関して，実用化されている方式を中心に述べる。

VOCは，一般に低濃度である上に，多種多様なガス成分が混合されているため，測定方法としては高感度であるとともに高選択性である必要がある。そのため，ガスクロマトグラフ分析装置（GC；Gas Chromatography）やガス質量分析機（GC-MS）で分析するのが普通である。ただし，一般に，装置が大型で高価であり，取り扱いに熟練を必要とする[17][18]。しかし，最近，ガスクロマトグラフを小型化して使いやすくした製品（新コスモス電機 ポータブルVOC分析装置 XG-100V）も出ている。

この他に，VOCの各成分を分離測定することはできないが，全VOC（TVOC）を検出できる簡易測定法として，水素炎イオン化検出器（FID）方式（島津製作所 炭化水素計 HCM-1B，米国Perkin-Elmer社 Micro FID），カラム分離-FID法（島津製作所 非メタン炭化水素計 HCM-4A）などが実用化されている[18]。

VOCのうちホルムアルデヒドは，ガスクロマトグラフ法の他，定電位電解法（新コスモス電機 ホルムテクター XP-308B），検知紙-光電光度法（理研計器 簡易ホルムアルデヒド測定器 FP-30）などが実用化されている[17][18]。また，簡易測定法として，検知管方式と検知紙方式がある[15]。

ダストなどの浮遊粒子状物質の計測法としては，代表的なものに，光散乱法とベータ線吸収法がある。また，花粉やカビ，ダニ，アスベストの場合には，ガラス板やメンブレンフィルターなどの上に堆積または捕集，繁殖させたものを，光学顕微鏡により人が計数する検鏡法も用いられる[17]。

光散乱法（リオン 気中パーティクルカウンター KC-01E ほか）は，半導体レーザ光の粒子による散乱を測定するもので，粒子サイズと粒子数が計数されるが，その成分についてはわからない。

また，ベータ線吸収法（東亜ディーケーケー DUB-357）は，粒子によるベータ線の吸収を電流として捕らえるものであり，浮遊粒子の密度が計数されるが，その成分はわからない。

どちらも，アレルゲンとなりうる有機物質と無機物質との区別がつかないと

いう問題点がある。一方，検鏡法は手間がかかり，熟練を必要とする。

2.2.4　スポーツにおける計測とセンサ

（1）はじめに

　スポーツ科学の目的は，健康スポーツにおいては心身を良好な状態に保つ，また競技スポーツにおいては選手のパフォーマンスを向上させるための，より効果的なストラテジーを検討することである。この目的を達成するための最初のステップは，スポーツ活動を行っている選手および選手の動作を測定して定量化することである。スポーツ科学における計測の例としては，身長，身体質量および身体組成などを測定する解剖学的計測，心拍数，血液成分および呼気ガスの成分などを測定する生理学的計測，そして運動中の身体やパフォーマンスの力学量を計測するバイオメカニクス的計測などがあるが，運動中の生体を対象とするために，計測に困難を伴うことも多い。

　筆者が専門とするスポーツバイオメカニクスは，スポーツ活動における身体や用具などの動きの様態を力学的見地から検討する領域であり，とくに競技スポーツを分析対象とする場合は選手のパフォーマンスを向上させることが最終的な目標となる。そのため，選手が十分なパフォーマンスを発揮している状況をどのようにして計測したらよいのか，頭を悩ませることが多い。

　スポーツの試合は，選手が高いパフォーマンスを発揮する可能性が高いために計測の絶好のチャンスであるが，予期せぬ事態が生じる場合も多い。図 2.8 は，プロ野球オープン戦における投手のピッチング動作を高速度 VTR カメラを用いて撮影している様子を示したものである。この計測は，天候や気温などに加え観客やファールボールからカメラを守る必要や，両チームの練習およびゲームの妨げにならないよう迅速に諸作業を行う必要があり，細心の注意を払いながらの活動となった。しかし，球団からも多大な協力をいただけたこともあり，日本プロ野球を代表する投手のピッチング動作を撮影し，さらに 3 次元的に分析を加えることができたときの充実感は言葉にはできないものがあった。

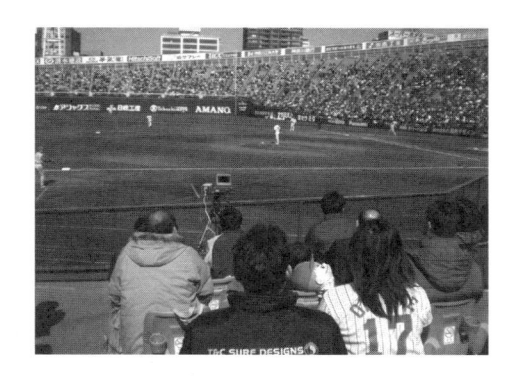

図 2.8　プロ野球オープン戦の撮影
（撮影協力：株式会社横浜ベイスターズ，株式会社横浜スタジアム）

　本項では，スポーツバイオメカニクスにおける代表的な計測法について簡潔に紹介する。なお，スポーツバイオメカニクスにおいて検討の対象となる身体運動は，学校体育における運動，医療のリハビリテーションで扱う運動および日常生活中の運動なども含まれるが，本項ではおもにスポーツの分野に焦点を当てることとする。

(2) スポーツバイオメカニクスにおける計測法
　① 筋電図
　　　筋電図法は，神経インパルスによって発生する活動電位を計測する方法であり，針電極と表面電極を用いる方法がある。スポーツバイオメカニクスにおいては，侵襲の少ない表面電極を用いた計測が一般的である。
　　　筋電図法は，スポーツ活動中の筋活動について定性的に検討するには有効な手段である。しかし，激しい運動を計測した場合には信号にノイズが混入しやすいなどの問題が生じる。また，筋放電量と実際に発揮された筋力の関係には個人差が大きいなどの理由により，筋電図を筋張力の指標として定量的に評価することについては，いまだ議論の余地があるのが現状である。

② フォースプラットフォーム

　図 2.9 の左の写真は，フォースプラットフォームを示したものである。フォースプラットフォームは，水晶振動体などのセンサによってプラットフォームに作用した力を測定する方法である。用いられるセンサは感度が高く，20 mN 程度の力でも測定することができる。反面，プラットフォームそのもののたわみや，床面に対するプラットフォームのがたつき，さらにプラットフォームを設置した床面の振動を計測してしまうなどの問題が生じるため，きわめて精密な設置をこころがける必要がある。図 2.9 の右の写真は，フォースプラットフォームを設置した様子を示したものであり，固定のための土台がきわめて堅固に設計されていることが見てとれる。

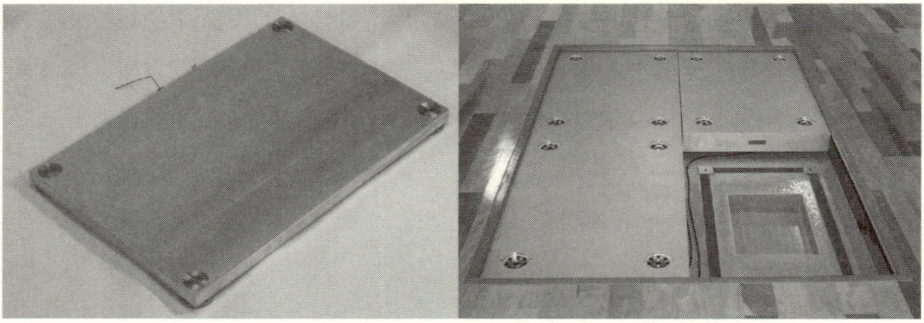

図 2.9　フォースプラットフォーム（左）と，それを体育館の床に固定した状態（右）
（写真提供：株式会社ディケイエイチ）

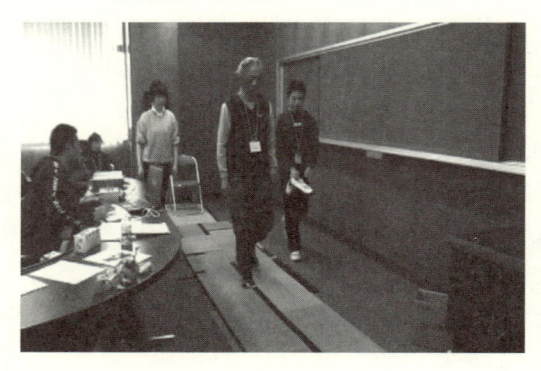

図 2.10　歩行動作の測定（写真提供：日本シグマックス株式会社）

図2.10は，歩行動作中のプラットフォームに作用する力を測定する様子を示したものである．被験者が視覚的および触覚的に違和感を持つことで歩行動作が変化することを防ぐために，プラットフォーム上にも歩行路と同じカーペットを敷いてある．このような工夫により，日常生活により近い歩行動作を測定できる反面，被験者がプラットフォームを踏むことができない試技が多くなる．また，疲労により動作が変化してしまう可能性もあるため，実験プロトコールをよく練ってデザインする必要がある．さらに，被験者が高齢者の場合などは安全面にも配慮する必要があり，図2.10の場合では転倒を防止するための人員を被験者の側方に配置してある．

③ 画像解析法

　画像解析法は，スポーツにおける身体運動の測定に広く用いられ，ビデオテープや画像ファイルに記録した映像から身体の関節やボールなどの分析点の座標を読み取り，得られたデータをキネマティクス的に解析する手法である．身体各部分の質量や慣性モーメントを推定するBSP（Body Segment Parameter）法および前述のフォースプラットフォーム法などを併用すれば，関節に作用する力（関節力）やトルク（関節トルク）などのキネティクス的なデータも算出することが可能である．

　3次元的な解析を行う場合は，現在ではDLT法（Direct Linear Transformation method）が一般的に用いられ，多くの場合は2台のカメラを用いる．

　次式は2台のカメラを用いた場合のDLT法の数学的原理を示している．

$$\begin{bmatrix} L1_1 - L9_1\,U_1 & L2_1 - L10_1\,U_1 & L3_1 - L11_1\,U_1 \\ L5_1 - L9_1\,V_1 & L6_1 - L10_1\,V_1 & L7_1 - L11_1\,V_1 \\ L1_2 - L9_1\,U_2 & L2_2 - L10_2\,U_1 & L3_2 - L11_2\,U_2 \\ L5_2 - L9_2\,V_2 & L6_2 - L10_1\,V_2 & L7_2 - L11_2\,V_2 \end{bmatrix} \begin{bmatrix} X \\ Y \\ Z \end{bmatrix} = \begin{bmatrix} U_1 - L4_1 \\ V_1 - L8_1 \\ U_2 - L4_2 \\ V_2 - L8_2 \end{bmatrix}$$

　X，YおよびZは分析点の実座標，UおよびVは画像上の分析点の座標，$L1$〜$L11$はDLTパラメータをそれぞれ示す．

　実際に3次元座標を算出する際には，以下の手順にしたがって行う．

1) キャリブレーションオブジェクト（図 2.11）を撮影し，分析点の 3 次元座標（X, Y, および Z）と画像上の 2 次元座標（U および V）が既知の状態を設定した上で，$L1$〜$L11$ の各 DLT パラメータをそれぞれのカメラについて算出する．
2) 得られた DLT パラメータおよび身体分析点（関節中心など）の画像上の 2 次元座標から，身体分析点の 3 次元座標を算出する．

DLT 法は，カメラの設置位置にそれほどこだわる必要がないという利点を有するため，公式試合における測定などには現状では最も適しているといえる．

図 2.12 は，野球における内野手の守備動作を撮影するために，高速度 VTR カメラを野球のグラウンド内に設置した様子を示したものである．写真からはわかりにくいが，グラウンドの粉塵を抑止するために，あらかじめカメラを設置する場所の周辺には水を撒いてある．気温が 30 ℃ を超すなかでの真夏の野球の撮影，氷点下の屋外での降雪を気にしながらのスピードスケートやスキーの撮影など，スポーツの各種動作の測定においては，機器に対する天候や環境の影響がシビアであることも珍しくはなく，これらにうまく対応することも計測を成功させるための重要なポイントの 1 つとなる．

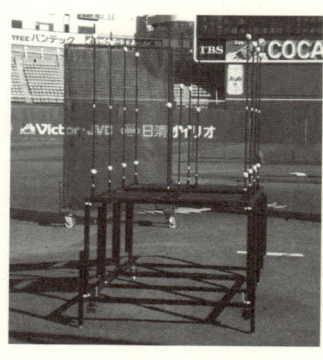

図 2.11　キャリブレーションオブジェクト

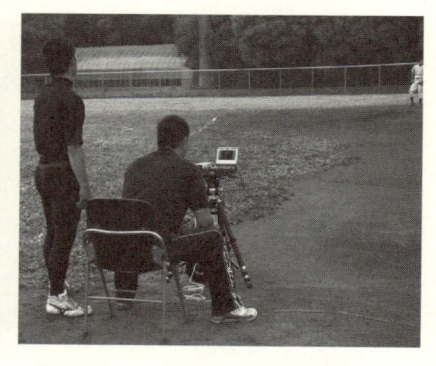

図 2.12　グラウンドに高速度 VTR カメラを設置した例

④ 3次元自動追尾装置

　赤外線カメラによりガラス粒子の含まれたマーカーを自動追尾し，リアルタイムで3次元座標値を算出するシステムが近年開発され，スポーツの動作の計測にも使用されるようになってきた（図2.13）。このようなシステムは，被験者に装着するマーカーの読み取り誤差がきわめて小さく，またマーカーの3次元座標と同時にフォースプラットフォームや筋電図の信号などを計測することなどが可能であるため，多数の被験者が参加する実験や，同一被験者による多くの試技動作を扱う研究（たとえば，鉄棒の逆上がり動作を習得する過程をすべて計測するなど）にきわめて有効である。反面，マーカーがカメラの死角に入る，あるいに激しい動きのために身体から離れてしまう場合には，データの欠落が生じてしまう。このため，野球のピッチング動作のような高速かつ3次元的な運動の計測に使用する際には，被験者へのマーカーの取り付け方法や，データの欠落が生じた場合の補間の方法を工夫する必要がある。

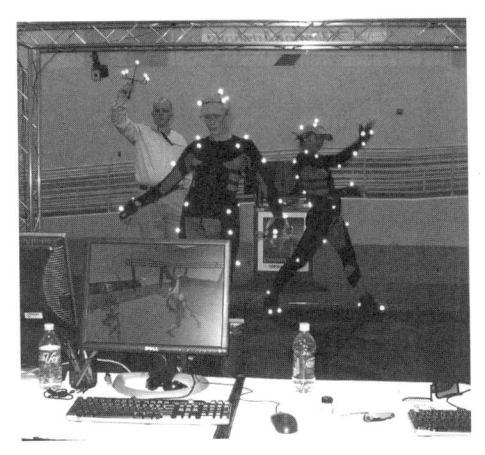

図 2.13　3次元自動追尾装置（写真提供：株式会社 NAC）

(3) まとめ

 前述のように，スポーツバイオメカニクスは選手やチームのパフォーマンスを向上させることにより試合で勝つ確率をより高めることを最終的な目標としている。そのため，オリンピックやワールドカップなどの国際大会において優れた選手のパフォーマンスを計測することはきわめて重要であり，とくに世界記録が達成されたパフォーマンスを定量的に測定したデータは価値のつけられないほど貴重なものとなる。しかし，このような公式の試合においては選手の身体に計測のための装置を設置することは不可能であり，筋電図法および3次元自動追尾装置などを用いることはできない。また，試合場の環境や試合に用いる機材についてもルールによって制約が加えられている場合が多く，これらのことが公式試合における選手およびそのパフォーマンスの精緻な計測を困難にする要因となっている。公式試合におけるトップアスリートの計測は，今後の大きなトピックスとなっていくであろう。

 また，これはスポーツバイオメカニクスのみではなく，スポーツ科学におけるすべての領域に共通することであるが，対象とする現象を定量化しづらい場合が往々にして生じる。最近，筆者の共同研究者からメールが届いたが，いわく「打撃に優れた野球選手はボールを捉える眼の能力が優れていることは疑いようがない。しかし，さまざまな視力を測定するパラメータ（動体視力を測定するためのパラメータも含む）を用いてみたが，眼球および視神経系のどの能力が高いのかは皆目わからない」とのことであった。この例などは，トップアスリートの身体的資質を定量化しづらいことを示すものであろう。

 今後，異なる分野の研究者との共同作業により新たな計測法が開発され，アスリートが見せるパフォーマンスの本質により近づくことができることを期待するものである。

 ※ 写真の使用に快く許可をくださいました株式会社横浜ベイスターズおよび株式会社横浜スタジアム，また写真の提供をいただきました株式会社ディケイエイチ，日本シグマックス株式会社および株式会社 NAC の各社に，心より感謝の意を表します。

2.3 こころとセンシング

ここでは，心身ストレスや癒し効果，自然と人間のかかわり合いに関するセンシング，人間の表現や表情，さらに経済と経営活動などに関するセンシングシステムや，生体的なセンシング機能を中心にまとめる。

2.3.1 心身ストレス

人の「心」と「体」，そしてそれを取り巻く「社会環境」は相互に影響しており，感情，性格や行動を，健康や病気に関連付けて考えようとする試みが盛んである。人への外界からの刺激，シグナルと，それに対する心や体の応答，反応，影響と定義できる「ヒューマンストレス」（以下，ストレス）に関する医学的アプローチは，その代表例であろう[19]。

ストレス研究では，従来から質問紙による主観評価が用いられている。それに対する定量的な評価方法として，脳波（EEG；electroencephalography）や脳血流量などの脳機能，血圧，心拍数，血流量や心電図（ECG；electrocardiogram）などの循環機能，呼吸数や呼吸量の呼吸機能や，発汗，体温，眼球運動などを，さまざまな物理的手法で計測し（物理計測，物理センサ）[20]，交感神経系の指標として用いている（図2.14）。

心身と環境の相互作用を明らかにするためには，心・感情といった精神学，脳・中枢神経系という神経学，神経系と共に生体の情報伝達を担う内分泌学，環境に対する防御機能である免疫学を統一して扱う必要があると考えられる。しかし，物理計測だけでは，内分泌学的，免疫学的な側面からも検討することは困難である。そこで，化学的手法による計測（化学計測，化学センサ），すなわち生体サンプルに含まれるバイオマーカー（biomarker）の定量分析が注目されている[21]。ここでは，化学的計測手法にスポットを当て，バイオマーカーの種類と意味，指標としての有用性について述べる。

生体のストレスシステムは，視床下部－下垂体前葉－副腎皮質系（hypothalamic-pituitary-adrenocortical axis；HPAシステム）と視床下部－交感神経－副腎髄質系（sympathetic nervous-adrenal medullary system；SAMシス

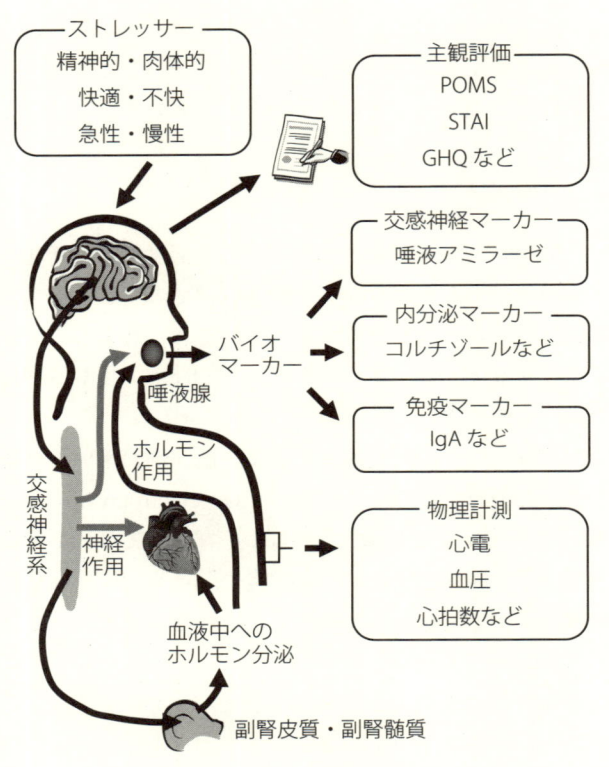

図 2.14　ストレスをどう測る？

テム）で構成されている[22]。HPA システムでは，ストレッサーにさらされると，視床下部が副腎皮質刺激ホルモン（ACTH；adrenocorticotropic hormone）放出因子を産生し，脳下垂体による ACTH の分泌が促される。ACTH が分泌されると，これが副腎皮質を刺激して，コルチゾール（cortisol）などのグルココルチコイド（副腎皮質ホルモン，glucocorticoid）を分泌させる。これが血液によって全身の細胞・組織に運ばれると，さまざまな生理作用を引き起こす。SAM システムでは，脳幹の青斑核（locus ceruleus）はその中枢に位置し，ノ

ルアドレナリン（noradrenalin；NA）を主要な神経伝達物質としている。SAMシステムは，中枢神経系の諸機能を調節するとともに，末梢のアドレナリン（adrenaline），ノルアドレナリンの調節にも関与している。

　このような機序から，交感神経系や内分泌系に直接・間接的に関与するバイオマーカーでは，ストレスの度合いに応じて濃度が顕著に変化するものがあり，ストレスマーカーとも呼ばれる。これらを，精神的・肉体的苦痛を与えることなく非侵襲的に採取・分析できれば，ストレス反応の指標になりうる。

　ストレスシステムにかかわる主要な生理活性物質としては，グルココルチコイドとカテコールアミン（catecholamine）が挙げられる。コルチゾールやコルチゾンなどのグルココルチコイドは副腎皮質から，アドレナリンやノルアドレナリンなどのカテコールアミンは副腎髄質から分泌される。

　コルチゾール（CORT）は，代表的な内分泌系の指標であり，血液中の濃度が数十 μg/dl と比較的高く，また脂溶性であることから唾液腺細胞を通過しやすいので，免疫測定法（ELISA；enzyme-linked immunosorbent assay）キットのような高感度な分析法を用いれば唾液分析できる。血液と唾液の相関も良好で，$R = 0.71 \sim 0.97$ の相関が報告されている。ただし，コルチゾールは，刺激から分泌まで通常 20～30 分の時間遅れがあり，かつ人によってその時間が異なることも，ストレス検査における扱いにくさの 1 つである。一方で，カテコールアミンの半減期は数十秒と短いため血中濃度が低く，ノルアドレナリンの基準値は 24 時間蓄尿でも数十 μg/日ほどしかなく，現状では唾液分析は不可能である。

　交感神経系の指標としては，唾液に含まれるアミラーゼ（唾液アミラーゼ，sAMY）が提案されている。唾液腺では，末梢性のアドレナリン作用として，$\alpha 1$ 受容体で水，β 受容体でアミラーゼなどのタンパクの分泌が亢進されることがわかっている。また，β 遮断薬を投与すると，唾液アミラーゼが変動しなくなることも報告されている。この直接神経作用により唾液アミラーゼ分泌が亢進される場合には，応答時間が 1～数分と短く，ホルモン作用に比べて格段にレスポンスが速い。

　クロモグラニン A（CgA）は，内分泌器官や交感神経ニューロンに広く分布し，とくに副腎髄質と下垂体から高濃度に検出されることが知られており，

血中カテコールアミンの指標としての可能性が指摘されている[24]。クロモグラニン A も ELISA で唾液分析できるが，0.05〜30 pmol/ml 程度と極微量である。

　免疫系は，神経系と内分泌系の影響を強く受けることから，免疫グロブリン（IgA など）やナチュラルキラー（NK）細胞活性などのバイオマーカーについて，ストレスとの関係が研究されている。IgA は唾液からも分析でき（S-IgA），タバコ・飲酒頻度や，エクササイズとの関係が報告されている。NK 細胞活性では，筆記試験による低下が報告されている。しかし，これらの免疫系のバイオマーカーと精神的ストレスに関する報告は，まだそれほど多くない。

　唾液アミラーゼが，交感神経活動のバイオマーカーとして有望であることに着目し，使用環境に左右されず，迅速に交感神経活動の興奮／沈静を計測するために，ドライケミストリーシステムを用いた唾液アミラーゼ活性の迅速分析方法が考案され，その計測装置が製品化されている[23]。図 2.15 は，唾液アミラーゼを光-化学計測で分子認識して交感神経活動を推定する携帯モニタ（商品名：唾液アミラーゼモニター，ニプロ株式会社）である。この唾液アミラーゼモニターは，本体（$130 \times 87 \times 40\,mm^3$, $190\,g$）と使い捨て式のテストストリップで構成されている。唾液アミラーゼモニター（当初は COCORO METER という商標名で販売）は，ニプロより 2005 年 11 月に販売開始され，

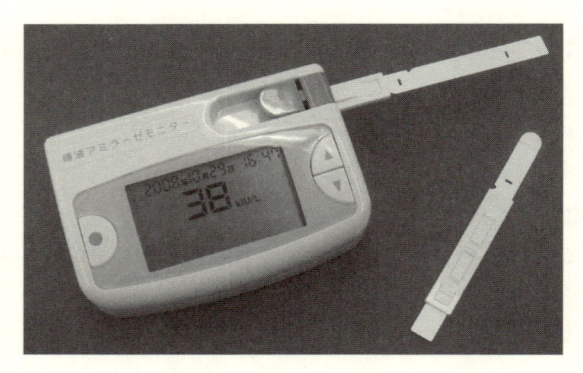

図 2.15　唾液採取から分析までが 1 分ほどで行える唾液アミラーゼモニター
（ニプロ株式会社，医療機器届出番号：27B1X00045000073）

2007年10月には厚生労働省の医療認可を取得し（医療機器届出番号：27B1X00045000073），現在は一般医療機器として販売されている。

　唾液アミラーゼによって，環境から受ける精神的ストレスをどの程度検査できるか調べるために，被検者に不快なストレッサーとして角膜移植手術のビデオと，森林風景のビデオを視聴させることで，急性の心理的ストレス評価が報告されている（図2.16）[24]。比較のために，コルチゾールも同時分析されている。すると，予想どおり唾液コルチゾール（○）はビデオが始まってしばらくすると上昇しはじめ，ビデオが終わって数分すると元の値まで下がった（図2.17(a)）。このとき，唾液アミラーゼ（●）の値は急激に上昇し，その変化率もコルチゾールと比べても格段に大きいことが示された。唾液アミラーゼは消化酵素なのに，なぜストレッサーで鋭敏に変化するのであろうか。1つには，唾液中には，唾液アミラーゼだけでなくリゾチームといった免疫作用のある酵素も一緒に分泌されるため，生体防御反応として，刺激によって複数の酵素が同時に分泌されていることが考えられる。唾液アミラーゼモニターでは，分析

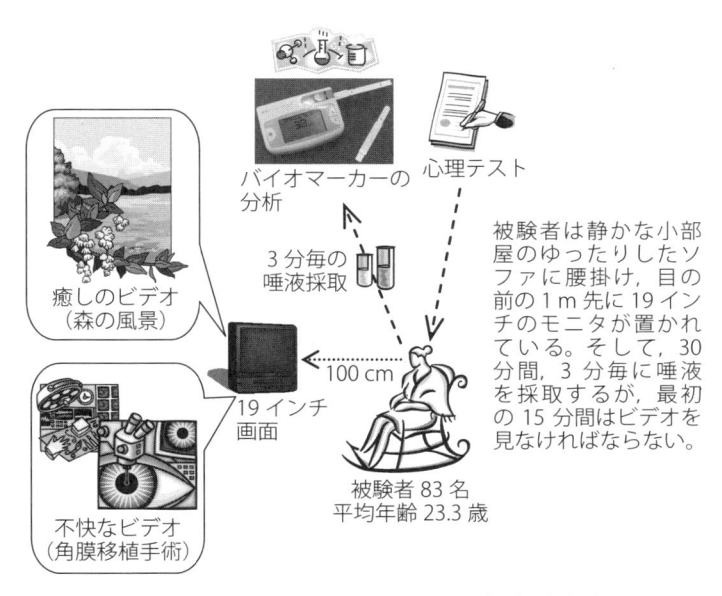

図2.16　バイオマーカーによるビデオ視聴実験

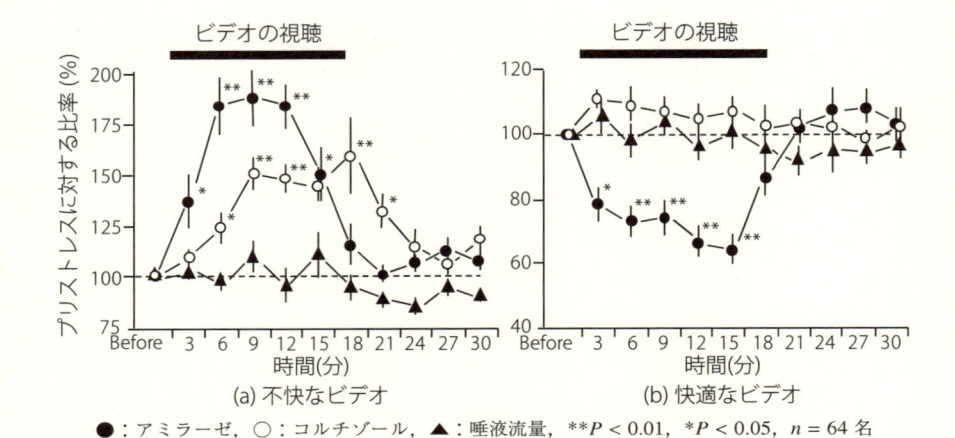

図 2.17　2つの異なるビデオを視聴したときのストレスマーカーの時間的変化

のしやすさからアミラーゼに目を付けたわけである。

　さらに興味深いのは，快適なストレッサーとして森林の小川といった美しい風景のビデオを見ると，唾液アミラーゼが逆に低下することである（図2.17(b)）。これは，コルチゾールでは観察されない現象で，唾液アミラーゼによって，快適と不快の精神状態を判別できる可能性があることを示唆している。

　交感神経活動を反映する唾液アミラーゼというストレスマーカーの登場によって，唾液バイオマーカーによるストレス検査は，非侵襲的に採取した1滴の唾液サンプルから交感神経系，内分泌系，免疫系の3つの指標を分析できるというメリットを獲得した。今後は，3種のストレスマーカーを同時分析でき，かつ携帯化，迅速化が図られたマルチストレスマーカー分析システムの実現が求められることであろう。そのような目的で，マイクロ電気泳動，表面プラズモン共鳴や金コロイド法（局在プラズモン共鳴）などの分析原理を応用した新しいバイオセンサの開発も始まっている。

2.3.2 癒し効果

近年,「癒し（healing）」という言葉を頻繁に聞くようになった。1990年代後半から使われ始め,現在,インターネットで「癒し」というキーワードで検索すると,実に多くのページがヒットする。辞典には「癒す」として,「病気や傷をなおす」「飢えや心の悩みなどを解消する」のように記載されている。「癒し」という言葉は,その用いられかたは多様であるが,一般的には医学的な治療ではなく「心理的な安心感を与える」と捉えられていることが多いことから,ここでは「癒し」を「ストレス緩和」として扱うこととする。ストレス社会といわれる現代社会において,どの程度の人が癒しを求めているのだろうか。癒しに関する意識調査[25]の結果を図2.18に示す。癒しが必要と回答した人は57％で,どちらかというと必要を合わせると94％にも上り,多くの人が癒しを求めていることがうかがえる。また,癒しの方法としては,「甘いものを食べる」「音楽を聴く」「動物と触れ合う」「エステ・スパに行く」が上位であった。人に癒しを与えるものはさまざまである。これを図2.19に示す。身近なものとして,ペットやアロマセラピー,音楽を聴くことなどがある。最近

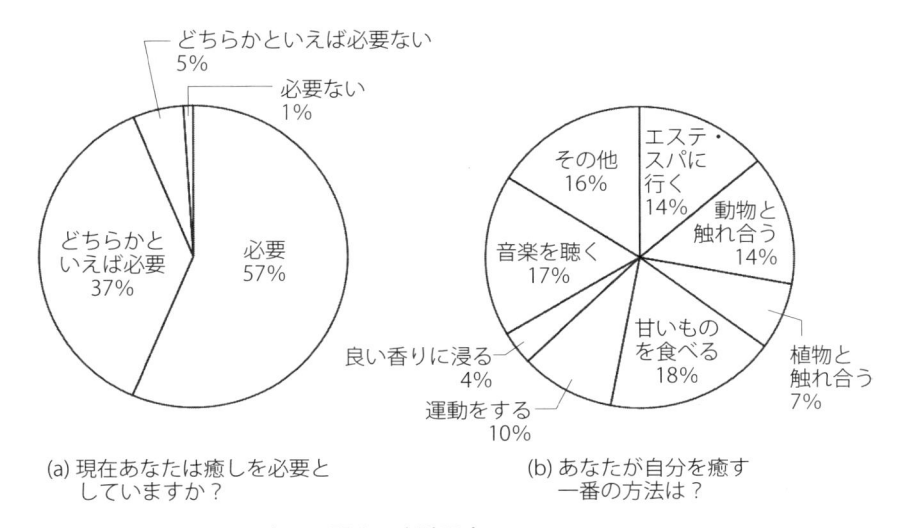

(a) 現在あなたは癒しを必要としていますか？
- 必要 57%
- どちらかといえば必要 37%
- どちらかといえば必要ない 5%
- 必要ない 1%

(b) あなたが自分を癒す一番の方法は？
- エステ・スパに行く 14%
- 動物と触れ合う 14%
- 植物と触れ合う 7%
- 甘いものを食べる 18%
- 運動をする 10%
- 良い香りに浸る 4%
- 音楽を聴く 17%
- その他 16%

図2.18　癒しに関する意識調査（NTT-BJ調査結果から作図）

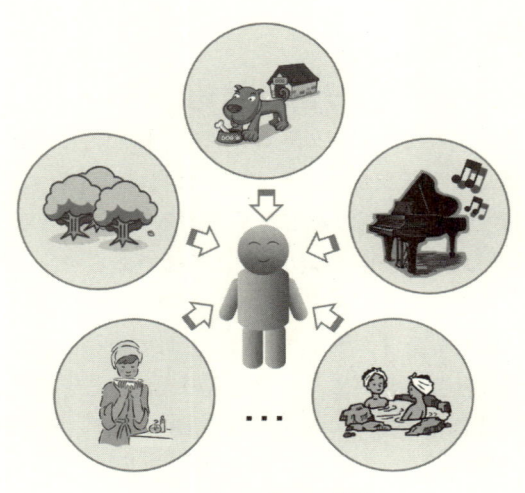

図 2.19　癒しの効果

では，団塊の世代を中心に多くの人が旅行や温泉に出かけたりしている。

　従来，ストレスの評価には質問紙による主観調査が行われてきたが，近年，測定・分析技術の進歩によって生理的な応答を指標とした研究開発が広く進められている。ここでは，生理応答指標（physiological response index）による健常者を対象とした癒し効果について述べる。これらの研究例を表 2.7 に示す。音楽療法（music therapy），アニマルセラピー（動物介在法, animal-assisted therapy），温泉療法（spa therapy, balneotherapy），園芸療法（horticultural therapy）は，その発展の経緯から医学的治療を目的として行われている報告は多いが，心身の健康を目的とした癒し効果に関する報告はそれほど多くない。一方，森林セラピー（forest therapy）は，従来から行われていた森林浴の効果を科学的に解明し心身機能の改善・増進に活かすために，積極的に癒し効果に関する研究が進められている。表 2.7 に生理応答指標として一括りに示したが，脳波（α 波）は閉眼時に測定されるため，視覚的癒し効果を評価することは難しいと思われる。最近の癒し効果に関する研究では，被験者からの採取が負担にならず，簡便性に優れている唾液から分析できるコルチゾール（cortisol），アミラーゼ（amylase）が指標として用いられているものが多い。このような生理指標によ

表 2.7　生理応答指標による癒し効果に関する研究例

手法	生理応答指標	文献
音楽療法	脳波（EGG），呼吸，脈拍，動脈血酸素飽和度，サーモグラフィによる皮膚温，皮膚電気反射（GSR），心拍（HR）	[26] [27]
アニマルセラピー	心拍変動（HRV）	[28]
ロボットセラピー	尿中 17-ケトステロイド硫酸（17-KS-S），尿中 17-ヒドロキシコルチコステロイド（17-OHCS）	[29]
温泉療法	唾液中クロモグラニン A，脳波（感性スペクトル解析）	[30] [31]
河川環境による癒し	唾液アミラーゼ，唾液中コルチゾール	[32]
アロマセラピー，香水による癒し	心拍変動（HRV），血圧，血流量，皮膚電気コンダクタンス（GSC），血中コルチゾール，唾液中コルチゾール	[33] [34]
森林セラピー	唾液アミラーゼ，心拍変動（HRV），唾液中コルチゾール，血圧，脈拍	[35] [36]
園芸療法	唾液中コルチゾール	[37]
観葉植物による癒し	唾液中コルチゾール，脳波（EGG），唾液アミラーゼ	[38]～[40]

り癒し効果を科学的根拠（エビデンス，evidence）で示す研究は，今後，ストレス緩和の商品・環境・技術の開発において重要になると思われる。

　植物は人間よりはるかに古くから地球上に生息し，食料，薬，酸素の放出，汚染物質の浄化，燃料，建築材料など，さまざまな恩恵を人間に与えてきた。また，心身を癒すことも古くから知られている。アロマセラピー（aromatherapy）は 20 世紀初めにフランスの化学者ルネ・モーリス・ガットフォッセ（Rene-Maurice Gattefosse, 1881～1950）が提唱した芳香療法で，植物から抽出した精油を用いるものである。アロマポットなどで香りを嗅ぐ方法が最も一般的であるが，精油をマッサージに用いたり，浴槽に滴下するなど，さまざまな使用方法がある。植物の種類によりその作用が異なる。リラックス効果とリフレッシュ効果のある代表的なものを表 2.8 に示す。ラベンダーのように両方の効果を持つものもある。さらに，園芸療法は植物を育てることの効果を活用するものであるが，花見や花束を贈るなどの習慣があるように，花や緑の存在そのものによって気持ちが安らぐことは，誰もが経験していることである。これ

表 2.8　代表的な精油の作用

リラックス効果	リフレッシュ効果
クラリセージ	ペパーミント
イランイラン	ローズマリー
カモミール	ラベンダー
ラベンダー	

は，五感を通して植物にかかわるときに無意識に起こる本能的欲求の充足である[41]。緑の質と量が疲労回復に影響を与えること[42]，道路沿いの植物により運転手のフラストレーションが軽減されること[43]，観葉植物により身体的な不快感が軽減されること[44]などが報告されている。このような植物の癒し（植物介在療法，plant-assisted therapy）効果に関し生理指標を用いた研究の一例として，観葉植物による癒し効果[40]を示す。

(1) 実験室と供試植物

ある大学内のゼミ講義室に，観葉植物として人気の高いシェフレラ（大3，小1鉢），フェニックス・ロベレニー，パキラ，ドラセナ・マジナータ（各大2鉢），シュロチク，ゴムの木（各大1鉢），ポトス（中1鉢），パキラ（小3鉢）を設置した。大鉢に植えられた植物の高さは160〜230 cm，中鉢は50 cm，小鉢は30 cmであった。デザイン性を考慮し，植物の配置を決定した。植物を設置した実験室の写真を図2.20に示す。対照実験を行うため，まったく同じレイアウトの部屋に植物を設置しない実験室も準備した。

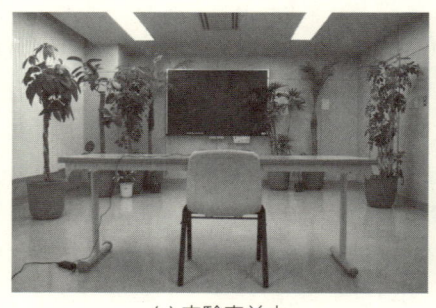

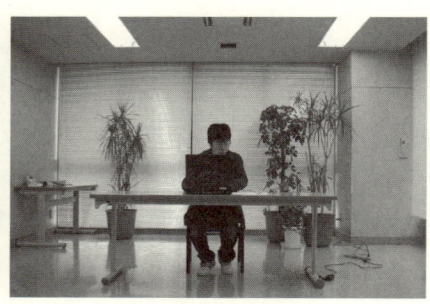

(a) 実験室前方　　　　　　　(a) 実験室後方

図 2.20　植物が設置された実験室

(2) 測定項目

生理的指標として，唾液アミラーゼ活性（唾液アミラーゼモニター，ニプロ株式会社），収縮時血圧・脈拍（オムロンデジタル自動血圧計 HEM-7011，オムロンヘルスケア株式会社）を計測した。心理的指標として気分プロフィール検査（POMS 短縮版）を行った。ここでは，唾液アミラーゼ活性の結果を中心に癒し効果について述べる。

(3) 被験者と実験手順

被験者は，20 歳代の大学生 20 名と 40 歳代の教員 2 名の合計 22 名（男性 13 名，女性 9 名）であった。実験プロセスを図 2.21(a) に示す。被験者を 11 人ずつ A パターンと B パターンの 2 グループに分け，クロスオーバー法で植物が設置された部屋および設置されていない部屋で実験を行った。実験は A,

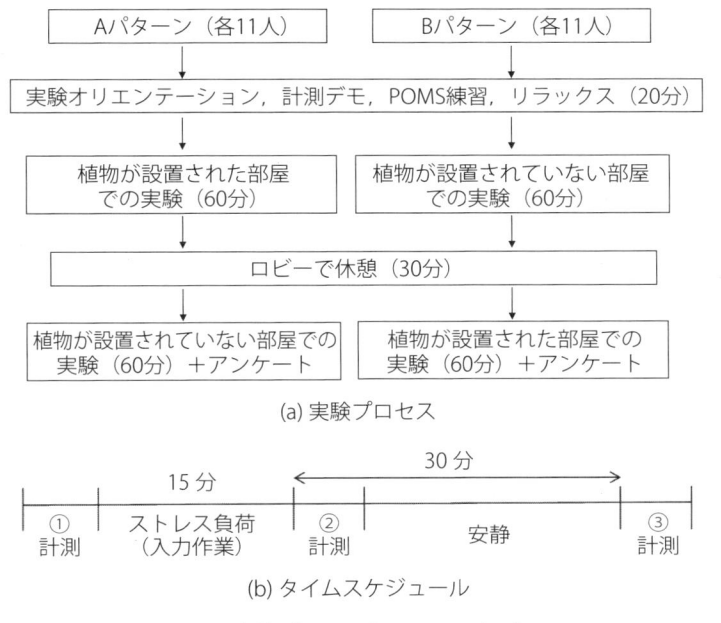

図 2.21　実験プロセスとタイムスケジュール

Bパターン各1人ずつ行った。はじめに実験概要を説明し，唾液アミラーゼ・血圧・脈拍の計測のデモンストレーション，POMS短縮版の練習を行い，被験者の緊張を和らげるため5分間のリラックス時間を設けた。その後，各実験室に移動し実験を行った。

実験のタイムスケジュールを図2.21(b)に示す。図中の①②③はすべての測定項目の計測を意味する。すなわち，唾液アミラーゼ活性，血圧，脈拍を計測し，POMS短縮版を実施した。その後，ストレス負荷としてパソコンによるデータ入力作業を15分間行った。直後に2度目の計測を行い，その場で安静にし，入力作業終了から30分後に3度目の計測を行った。ロビーで30分間休憩後，A，Bパターンの被験者の部屋を入れ替えて同様の実験を行った。

(4) アミラーゼ活性による癒し効果

対応のある t 検定を行ったところ，ストレス負荷直後と30分後の結果に有意差が認められた。その結果を図2.22に示す。測定されたデータの個人差が大きいことから，被験者ごとのデータの増減率による評価も行った。その結果を図2.23に示す。ストレス負荷前と直後，すなわち図2.21(b)の①と②について被験者ごとに増減率を式 (②－①)/① により求めたところ，植物の有無に

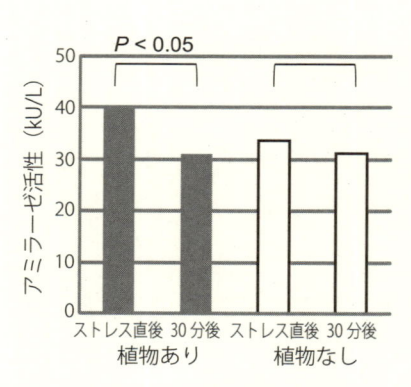

図2.22　ストレス負荷による唾液アミラーゼ活性の変化

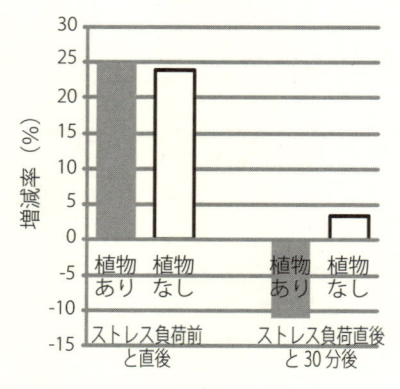

図2.23　植物の有無による唾液アミラーゼ活性の増減率

かかわらずアミラーゼ活性は 20 %以上増加した。また，ストレス負荷直後と 30 分後，すなわち ② と ③ の被験者ごとの増減率を式 (③ − ②)/② により求めたところ，アミラーゼ活性は植物がある場合では 11.1 %減少し，ない場合では 3.5 %増加した。以上の結果から，入力作業中における観葉植物の効果は認められないが，ストレス負荷後の安静時において癒し効果があることが生理指標であるアミラーゼ活性により示された。

　日本人を対象にした生活時間調査によると，平日では 90 %，休日では 88 %を室内で過ごしており，室内環境における癒しの 1 つの方法として，観葉植物の設置は有効な手段といえる。近年，一般家庭やオフィスのみならず病院やレストラン，ホテルなどに植物を設置し，室内空気質の改善に加え，癒し効果を提供するために質の高い環境を創生しようという気運が出てきている。観葉植物のみならず，図 2.19 で示したさまざまな癒し効果機能を融合させていくことも重要である。

2.3.3　人間活動とこころ

(1) 森と人

　人々は長い間，森や海など自然の恵みを受けて生活していくなかで文化を築き，その文化を発展させてきた。また，「豊かな山（森）が豊かな海をつくる」といわれ，最近では漁師の手で森林への植樹を行う活動が活発に行われるなど，森は豊かな地球環境をつくるすべての原点であるといえる[45]。とくに，図 2.24 に示した日本における国土面積の内訳からわかるように，日本は国土面積の約 2/3 を森林が占めている世界有数の森林国であることから，その存在の大きさはより一層際立つ。日本では，多くの人々が森林にかかわり，集落の近くの山から建材はもちろん，薪炭用木材，山菜を採取したり，山や森に農地を開拓して生活してきた。そのように人とかかわりの深い山や森林は「里山」と呼ばれ，現在では，生活の場としてだけでなく，自然からの癒しを求めてそこを訪れる人も多い。しかし，里山付近の村落で過疎化が進んでいる場所が多いことや，林業就業率が年々低下し，平成 17 年における林業就業者は，全国でおよそ 5 万人程度しかおらず，さらに就業者の高齢化が進んでいることなど

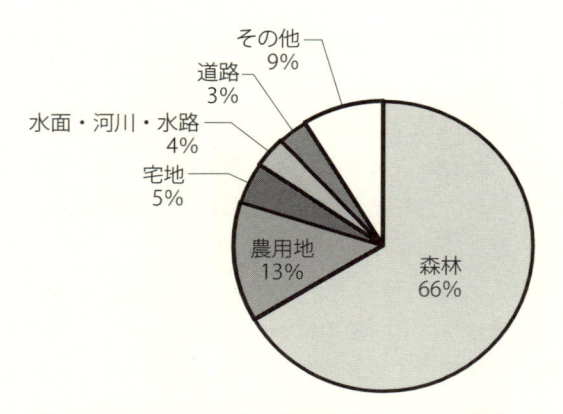

図 2.24　日本の国土面積の内訳（2003 年現在）

から，山や森の管理が不十分な場所も多い[46]。我々が，今後も森の恩恵を受け，共存していくためには，人工林の多い里山の環境状態の改善，維持はもちろん，天然林の植生や土壌状態，動物たちの分布などを把握し，管理していくことが必要である。

　そこで近年，リモートセンシング（remote sensing）による自然環境解析が進められるようになってきた[47]。リモートセンシングにはさまざまな種類があるが，地表面で反射された太陽光を衛星に搭載した光学センサによって検出するものや，衛星から地表面にマイクロ波を放射し，その後方散乱を測定する合成開口レーダなど，地球規模の観測が可能なものもある[48]。2006 年 1 月に打ち上げられた陸域観測技術衛星「だいち」（ALOS）には，多偏波合成開口レーダ PALSAR （パルサー）と，高性能可視近赤外放射計 AVNIR-2（アブニール・ツー）が搭載されており，PALSAR は，昼夜や天候によらず陸域観測が可能で，森林の減少の様子や管理状態，森林資源の管理などに寄与するデータの取得が可能である。図 2.25 は，アマゾンにおいて進められている森林伐採の様子を観測した画像で，1996 年に PALSAR の前身である SAR によって観測された画像と 2006 年に PALSAR で観測された画像を比較したものである。図中で，灰色に見える部分が森林，黒くなっている部分が伐採後の土地であり，10 年間で森林が激減している様子を把握することができる。ま

た，AVNIR-2 では，可視近赤外域の観測波長を用いて，主に陸域，沿岸域を観測し，地域環境監視などに必要な土地利用分類図などの作成が可能である[49]。2009 年 2 月，オーストラリアにおいて大規模な森林火災が発生したが，その様子も AVNIR-2 によって観測され，被災の規模の大きさを過去データと比較し，報告している（図 2.26）。

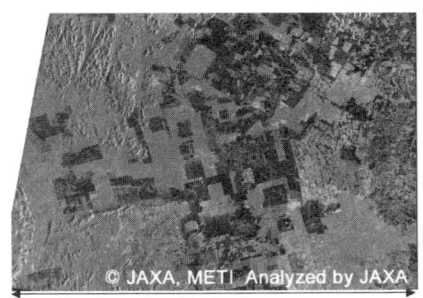

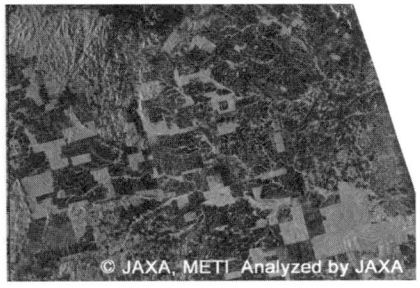

図 2.25　SAR および PALSAR データによる 10 年間の森林伐採の様子
（提供：宇宙航空研究開発機構（JAXA））

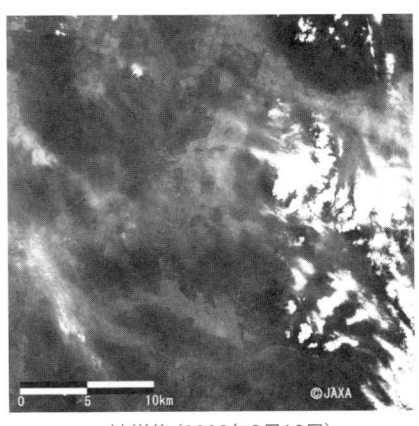

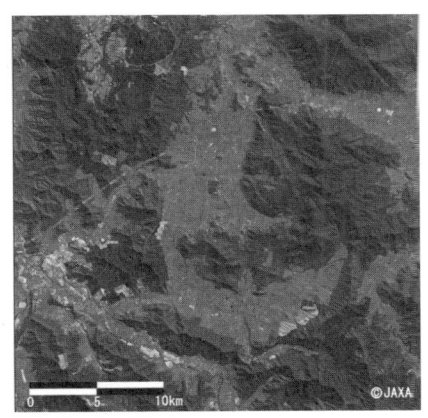

図 2.26　オーストラリアで発生した森林火災の観測
（提供：宇宙航空研究開発機構（JAXA））

地球規模の観測ではなく，ある限定された地域のリモートセンシングも行われており，たとえば，世界遺産にも登録されているブナ林で有名な白神山地では，独自に航空機搭載型レーザースキャナ（Laser Scanner）およびハイパースペクトルセンサを利用し，自然環境変化の把握と生物多様性の保全に資する調査を行うための技術開発を進めている[50]。レーザースキャナでは，地表面に照射したレーザーパルスの反射強度と反射時間から樹高や地形を観測することが可能で，ハイパースペクトルセンサ（Hyperspectral Imaging Sensor）では，詳細な色情報の取得が可能であるため，林冠の分光画像を観測することで樹種の特定が可能となる。また，蓄積していったデータの比較から，将来的な地形や植生分布を予測する研究も進められており，空から森を知るための技術は大きく発展している。

　ここで，もう1つ森と人とのかかわりについて考えると，人が森から感じる癒しの効果が上げられる。森のなかには，樹木から発生したフィトンチッド（phytoncide）と呼ばれる抗菌・抗臭効果があり環境を浄化する成分がたくさん浮遊している。これらの成分こそが，我々人間が癒しを感じる最も大きな要因であるといわれており，森が人に及ぼす影響については多くの研究成果が報告されている[51][52]。フィトンチッドは，自律神経の安定に効果的といわれ，肝機能の改善，ストレスの軽減，快眠などをもたらすことも知られていることから，森林浴（Forest Therapy）を行うことが我々の身体にとって非常に効果的であるといわれている。

　林野庁では2004年，「森林の健康と癒し効果に関する科学的実証調査」の調査結果を報告している[53]。この調査では，健康な男女20人を被験者として，測定条件（被験者，測定時間，運動量）が同一な都市環境と森林環境における運動の前後の変化を血液中のコルチゾール濃度および気分プロフィール検査（POMS）などによって評価し，癒し効果について分析している。ストレス状態にある場合，ストレスホルモンであるコルチゾールの濃度が増加することから，採取した血液に含まれるコルチゾールの血中量を調べることでストレス状態を把握することが可能となる。分析結果から，コルチゾールの血中濃度が，都市環境に比べて森林環境にいる場合のほうが有意に少ないことを実証，報告している（図2.27）[53]。他の研究では，ストレス時に濃度変化が起こることが

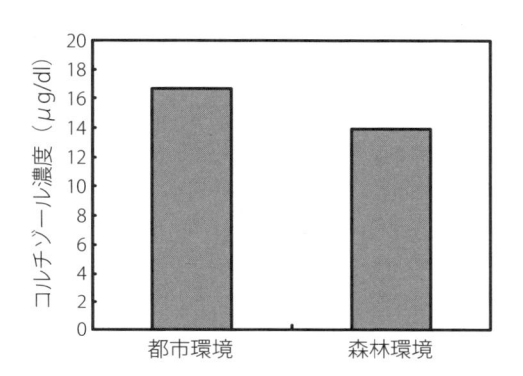

図 2.27 都市環境と森林環境におけるコルチゾール濃度の比較[53]

報告されている唾液アミラーゼの活性状態のモニタリングによって，森林環境において人間のストレスが解消される効果があることが示されている[54]。

また，フィトンチッドは元々樹木から発生している成分であることから，木材の利用によっても同様の効果があることも知られている[55]。このことから，学校施設の建材として木材を利用した際の快適性や，木材の利用が学習効果などに及ぼす影響を調査する研究も進められている[56]。

(2) 表情と表現

人間が活動をする上で，「こころ」が大切であることを誰もが感じている。また，私たちの生活にはいつも「こころ」が働いている。自分の感情問題から人種偏見や戦争のような大きなものまで，すべて人間の心の問題から発している。しかし，私たちの心はどこにあるのかよくわかっていない。おそらく大脳の機能のなかにあるのだが，心は大脳を超える大きさを持っていると考えられる。古代のギリシャの哲学者が広大無辺の宇宙をマクロコスモス（大宇宙）と呼び，それと比較して無限小ともいうべき人間をミクロコスモス（小宇宙）と名づけたことは実に興味ある表現であった[57]。

さて，この小宇宙である人間の「こころ」にターゲットを絞ることにする。近年，人間関係をどのように構築するとよいかといった相談が老若男女，立場を問わず増加している。このように記している筆者にも多かれ少なかれ何らか

の感情の起伏,すなわち喜怒哀楽がある。学校現場を例にあげると,友人との会話のなかで相手の顔の「表情」や言葉・態度などの「表現」から,友達との関係を喜び心躍らせる場面があり,一方では,深く傷ついてしまうこともあるだろう。ここで重要なのは,人と接する上で,表情と表現が非常に大きなウエイトを占めていることである。

　ヒトは五感を巧みに活用して,表情と表現のセンシングを行っている。これまでは,人の心を学究する心理学によって,表情と表現に関する多くの研究が進められてきたが,これからは,センサ工学分野からヒトの感覚を模倣した超五感センサが開発され,このセンサと心理学との融合により,近い未来ヒトの表情と表現から恐怖・驚き・怒り・悲しみ・喜びなどの感情,つまりこころの情動が認識できるようになることだろう。その一端をになっていく研究と考えられるバイオメトリクスとロボットの2点について紹介する。

① バイオメトリクス

　　近年,個人情報の保護や防犯などの観点から,本人であるか否かを確認する個人認証技術への関心が急速に高まっている[48]。バイオメトリクス(Biometrics)とは,生物学(Biology)と測定(Metrics)の合成語であり生物測定学などと訳され,日本では「生体認証」と呼ばれる場合がある。米国ミシガン州立大学の Anil Jain らは,「行動的あるいは身体的な特徴を用い,個人を自動的に同定する技術」とバイオメトリクスを定義しており,3つの性質を有している。

　　● 普遍性(Universality):誰もが持っている特徴
　　● 唯一性(Uniqueness):万人不同,本人以外は同じ特徴を持たない
　　● 永続性(Permanence):終生不変,時間の経過と共に変化しない

　　個人を同定する方法としてよく知られているものは「指紋」であるが,普段わたしたちは顔や声などの「表情や表現」により頻繁に個人を同定している。

　　顔 ―表情― 　「顔色を伺う」などの言葉に代表されるように,「顔」を用いた言葉は多種多様である。私たちは人と出会いコミュニケーションをとるときに相手の表情を見て気持ちを判断するし,当然個人の違い

は顔を見て識別している。人間と同様に，カメラから入力された顔画像を用いて機械が個人を特定するシステムがあれば非常に有用であろう。これは顔認証といわれ

- 普段から人と人との間で行われているため，心理的な抵抗が少ないこと
- 意識していなくても，自然に歩いているだけで認証できること

などの利点がある。一方では，一卵性双生児の違いや経年変化には弱く，知らぬ間に撮影されるなどのプライバシーに関する問題が生じる可能性もあるが，オフィスや空港での入退室管理システムに多用されている。

声 ―表現― テレビで声優やナレーターが流暢に話しているのを聞き，良い声をしていると感じる場合がある。このように音声には個人差があり，誰の声であるかを判定する認証方法は声紋認証もしくは話者認証といわれる。1962年にアメリカのベル研究所のKerstaがサウンドスペクトラム，いわゆる声紋による話者認識の可能性を発表したことに始まる。マイクなどで音声信号が入力され，その後，スペクトル変換されたものをケプストラムといい，横軸に時間，縦軸に周波数をとり，濃淡をつけて表現する。濃淡については，音声信号が集中している箇所が濃くなる。電話やインターネットを使った電子商取引への活用が本格化しつつある現在，コンピュータや音声処理技術の進展に伴って声紋認証はますます注目されることになるであろう。

② ロボット

二足歩行ロボットの開発により，人と共生するロボットが現実味を帯びている。ロボットが人と共生するためにはコミュニケーションが重要であるが，そのなかでもロボットが見せる表情はとくに重要性が高いと考えられている。この表情は，人が示す喜怒哀楽の表情を細かく分析した結果を，ロボットのデザインに組み込み，多くの機械的可動部が複雑に協調して動くことでつくり上げられる。

(3) 経済と経営

近年，生体情報をセンシングする技術が向上し，これらの生体信号を利用したシステムの構築が行われている[58]。生体信号の計測では，「表面筋電図」「皮膚コンダクタンス」「心電図」「脳機能」などが挙げられる。とくに脳機能イメージングの計測は，ある認知的活動に関して脳のどの部位が働いているかをfMRI（機能的磁気共鳴画像法）などの非侵襲的計測によって解明する認知神経科学に関する研究が活発に行われている。このような神経科学の発展は医療，心理学分野ばかりでなく，その他の人間のこころが関連する分野（経済，経営，社会活動，政治，教育，娯楽，軍事）にも影響を与えている。ここではとくに経済分野への応用であるニューロエコノミクス，経営分野への応用であるニューロマーケティングに注目し，どのような研究が行われているか概観し，今後の可能性についてまとめる。

① 経済活動と脳機能

従来，経済学分野では「人間は合理的に行動する」という前提に基づいて経済活動に関する研究が行われてきた。しかし，近年では合理的なモデルでは説明できない現象を解明するために行動経済学に関する研究が行われている。とくに，不確実性下においてどのような意思決定が行われるのかが注目されている。これを脳科学の観点から解明しようとするのがニューロエコノミクスである。経済活動における不確実なものとして株式投資が挙げられ，株式投資時における生体情報や脳情報を計測することによってどのような心理状態であるかを知ることはたいへん興味深いことである[59][60]。また，皮膚コンダクタンスによる緊張の計測などと併せて計測すると，さらに有益な情報を得ることも可能となると考えられる。

② 経営活動と脳機能

経営者にとって，自社の商品をいかに効率よくアピールし，商品を購入してもらうかが重要である。そのためにマーケティングを行い，市場調査などを行っている。しかし，アンケートなどによって確信が持てた商品でも実際には売れないということがあるだろう（本音と建前が影響

しているのであろうか)。この分野に神経科学を応用しようとしたものがニューロマーケティングである。たとえば，ブランドのロゴを見せたときの脳の活動[61]や，商品と値段を提示したときの脳の活動[62]，商品選好時における脳の活動[63]を計測し，経営的認知活動と脳の関係に関する知見が示されている。その他にも，たとえばアイマークレコーダーを用いて視線や瞳孔反応などの生体情報を計測することで，どの商品に注目しているかなどを知ることも有益になると考えられる。

　以上のように，脳機能のセンシングをはじめとする生体信号のセンシングは，人間の認知過程を理解する上で，科学的に解明するためには必要不可欠な技術であると考えられる。現在，脳機能解明のために用いられているのは fMRI が主である。この機器は脳の深部まで計測でき，空間分解能も優れているが，高価である。これに対して fNIRS は頭皮から深さ 2～3 cm の計測ではあるが，fMRI に比べて安価であり，また拘束性も低い。経済・経営活動の計測を行う場合には，できる限り現実的な環境での測定が必要であり，拘束性が低いことは重要な要因の1つであると考えられる。また，上記の他に MEG（脳磁波）や EEG（脳波）による計測も行われているが，それぞれ一長一短がある。また，多チャンネルでの計測を可能にするなど，それぞれのセンシング技術の改善も期待されるが，他の計測装置と組み合わせるなどの工夫も必要となると考えられる。さらに技術が発展すれば，ブレイン・コンピュータ・インタフェースも実用的なレベルとして開発されてくるだろう[64]。このようなシステムとして構築するためには，センシング装置の安全性や精度向上が重要であることはいうまでもないが，小型化も重要な要因の1つである。また，システム全体としては，個人差や脳の可塑性を考慮して，個人ごとに適応するような相互学習などをシステムに組み込む必要があるだろう。もし，これらの技術が確立し，普及するようになったならば，倫理，セキュリティに関しても十分な考察が必要である。

　今後，センシング技術，神経科学，情報工学，経営，経済などの社会科学が融合して，科学的な研究が行われ，より快適な生活を送ることができる技術が開発されることを期待したい。

2.4 こころとからだのコントロール

2.4.1 西洋医学の限界と代替医学・医療

　代替医療が世界的に新しい医学の潮流となり，とくに欧米諸国では，その効果を期待し医療現場で広まっている。アメリカでは代替医学（alternative medicine）または代替・補完医学（alternative and complementary medicine），ヨーロッパでは補完医学（complementary medicine）という言葉が用いられている。そのなかには，生薬（ハーブ）を用いた東西の医療，針灸，ヨガ，気功，瞑想，指圧，整体術，食物療法，アロマテラピーなど，多くの医療が含まれる。

　アメリカでは，1992年に米国国立衛生研究所（NIH）の最先端医学研究施設内に，アメリカ国立補完代替医療センター（NCCAM）[65]が設置された。2000年には，ホワイトハウスに補完代替医療政策委員会が設置され，国家予算も積極的に投入している。米議会の決定により医科大学における代替医療の講座の設置は，125の医学部のうち，75医学部である。この分野の市場規模も大きい。

　フランスでは人口の75％が少なくとも1回はこの代替医学・代替医療を用い，ドイツではペインクリニックで77％が針治療を受け，イギリスでは1991年に英国保健省が「開業医の補完代替治療家の雇用と国の保険利用」を決めたことから積極的に補完代替医療が臨床現場で利用され，年間23億米ドルが代替医学・代替医療に使用されている。ドイツは，主要先進国のなかでは最も補完代替医療が活用され，医師国家試験では補完代替医療は必修で出題される。

　日中韓は東洋医学の本家であり，長い研鑽の歴史と伝統が脈々と息づいている。中国と韓国は，教育・研究に関する予算配分も行われ，国家レベルで取り組んでいるし，東洋医学の国際化への対応も政府部内に東洋医学の担当部署を特別に設けて力を入れている。中国の医師免許制度は，日本と異なり中医学系と西洋医学系の2本立てで，西洋医学を中心とする「医学部」と別に，中医学を専門とする「中医学部」を設けている。卒業するとそれぞれに医師免許受験資格，中医師免許受験資格が与えられる。

　日本では，医師免許があれば，西洋医学のほかに東洋医学の医療行為を施す

ことはできるが，東洋医学専門の門は閉じている．一方，実際の運用では漢方薬を保険薬と認めたり，鍼灸，柔道整復なども保険適用となっている．しかし，日本には代替医療に取り組む政府機関がなく，東洋医学研究の予算も東洋医学単独の資格制度もなく，東洋医学への国家レベルでの取り組みは貧弱そのものである．さらに問題なのは，「東洋医学」が日本の医学会では認知されていないことである．それは，日本における「補完医療」および「代替医学・医療」の定義が，「現代西洋医学領域において，科学的未検証および臨床未応用の医学・医療体系の総称」（日本代替医療学会）としていることからも推察できる．

　東洋医学に対するこの「未認知」の問題は，日本における西洋医学の導入の歴史にも深く関係している．日本での本格的な西洋医学の伝来は安土桃山時代に始まったといわれているが，その後，幕末に蘭学とともに西洋医学書の翻訳などが盛んに行われた．問題は明治維新時である．維新政府は，東洋医学を廃して西洋医学のみを医学とし，東洋医学・医療を格下げし，切り捨ててしまった．しかし，最近では，日本が棄ててきた日本の伝統医学への関心が強まっている．西洋医学による治療法の極限までの発達によって多くの病気が克服されてきたが，近年，治療法が見つからない病気が無数に残され，「西洋医学の神話」への懐疑とその限界も自覚されるようになってきた．とくに，心の問題がからむ病気の場合の無力感は医療現場でのストレスになっている．もともとデカルトの科学的アプローチは，心と気を神に売り渡したところで成り立っていることから当然の帰結なのだが，その科学的認識手段を駆使して実践した結果，やはり心が欠けたというのは，皮肉なものである．とはいっても，欧米では「補完医療」および「代替医学・医療」として，日本が捨てた東洋医学をはじめとする伝統医学を再評価し医療制度に組み込んできている状況は無視できない．ただし，欧米における「代替医学・医療」の取り組みは，西洋医学のほころびを「補完」するパッチワークのようなもので，真の意味で東洋医学や伝統医学を西洋医学と統合し，新しい医療哲学を構築するには至っていない．

　一方，東洋医学の側にも世界的な広がりのなかで，その脆弱さを露呈することが起きている．2005年1月10日付の朝日新聞の一面で，「日中韓でツボの位置がずれていた」と報じられた．経穴の位置のズレ（92穴）とWHOでの国際標準化の動きを伝えるものだった．一般の患者や鍼灸師の間では，「いま

まで習ったツボは何だったのでしょうか？」「今後どこを基準に？」などの疑問や不安が当然起きてきた。そもそも経穴の国際標準化は，東洋医学の国際的な広がりに対応するために日中韓3カ国間の差異を解消するための「標準化」作業だった。WHO で進めている経穴の国際標準化は，2003 年 10 月の第 1 回のマニラでの会議を皮切りに，日中韓の3カ国間で会議を重ね，2006 年 10 月に 361 の経穴部位が正式に決まり，2008 年には公式本の出版の最終確認合意が日中韓でなされ，ほぼ標準化作業は完了した[66]。今後はこの公式本を中心に研鑽が進められるであろう。経穴の位置のズレは，長い歴史の変遷と文化の違いがもたらした結果であるが，東洋医学のこの「曖昧さ」は，西洋医学から市民権を与えられない弱点を鮮明にした。以上概観したように，西洋医学の限界と東洋医学の脆弱さという共に克服すべき問題を抱え，その解決には両者の融合と統合が必要になっている。

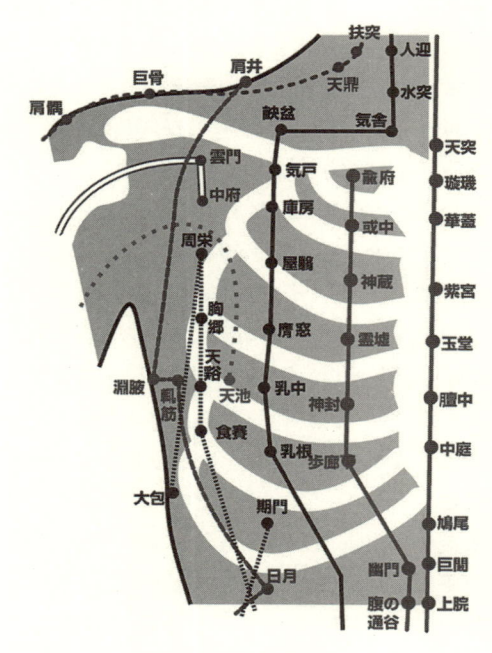

図 2.28　経穴図

2.4.2 心身医療・医学の再構築

　ヒューマンサイエンスの観点から東洋医学と西洋医学の再構成は可能だろうか？ デカルトの科学的方法論[67]によれば，精神活動も種々の生理的な身体機能もモジュール部品の統合システム＝オートマット（自動機械）として記述されている。「魂が身体にまったく依存しない本性」であり，「特別に創造されなければならない」とし，心や霊的なものは，身体から神に吸い取られている。「デカルト以降」の西洋医学は，その出発点で今日の西洋医学の限界を内包していたのである。西洋医学と東洋医学の超克のためには，新たな「方法序説」が必要なのである。まず，デカルトの「理性的魂」あるいは東洋医学の「心」，いわゆる精神一般を上部構造とし，また身体を下部構造として，その相互作用によって構成された人間モデルを新たに提起する必要がある。個々人のリアルタイムな生命活動は，多数の人間で形成される社会システムに類似した複雑系システムであり，同時に，経済学と同じように実証実験ができない科学である。この複雑系モデルの扱いは，ケインズの「国家による金利政策と投資」のような制御パラメーターを発見することが解法の近道であろう。神の束縛を受けない東洋思想は，人間の「上部構造」を生き生きと展開している。柳生宗矩を採り上げる。『兵法家伝書』活人剣[68]によれば「機とは，即ち気也。座によ

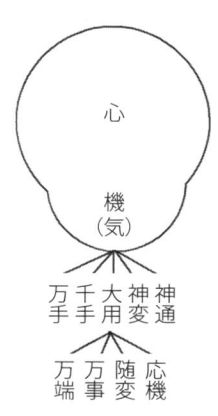

図 2.29　心は主人

つて機と云ふ也。心は奥なり。気は口なり。枢機とて，戸のくるる也。心は一身の主人なれば，奥の座に居る者と心得べし。気は戸口に居て，心を主人として外へはたらく也」。自律的な人間活動では，神変神通をはたらかせ，土台の身体を万事，万端，敵の応機に随変し，千手，万手を自由自在に繰り出せるのは，上部構造の心を主（ぬし）とする気なのである（図2.29）。

　実際の身体組織で，「心」を主人として心と気で制御できる部位が存在するだろうか？ 表2.9に，身体組織の部位が随意か不随意かをまとめた。身体の筋肉は，横紋筋，平滑筋，心筋の3つに分類される。平滑筋は不随意筋で，自分の意志では動かすことができない内臓の筋肉などを構成する。心臓を構成する心筋も不随意筋。一方，骨格筋を構成する横紋筋は随意筋で，中枢神経の支配下にあり，自分の意志で動かすことができる。図2.30の呼吸モデルのように，呼吸筋（横隔膜や肋間筋）も横紋筋で，自分の意志で動かすことができる随意筋であるが，例外的に自律神経の支配下にあり，無意識下でも自律的に呼吸が行われる。自律神経のなかでも，交感神経系はアクセル役で，副交感神経系（迷走神経系）はブレーキ役を務め，互いに相互依存して心身のバランスを保っている。だが複雑な相互連関の内臓のなかで例外として呼吸筋だけが，人間が意識的にコントロールできるという際立った特徴を持っている。呼吸器は，人体の上部構造である心と下部構造である身体とをダイレクトに結ぶ基幹となる唯一の臓器であると定義できる。この呼吸器の二重性は心身のバランスを保つ上で最重要の制御因子である。したがって，西洋医学も東洋医学も，自覚的呼吸を基礎に据えた新たな医療技術の再構築が必要である。

表2.9　筋肉組織と働きの違い

器官	筋組織	随・不随意	神経回路
消化器官	平滑筋	不随意筋	自律神経
循環器（心臓）	心筋	不随意筋	自律神経
呼吸器	横紋筋	不随意筋	自律的調節
		随意筋	随意的調節
手足顔口	横紋筋	随意筋	中枢神経

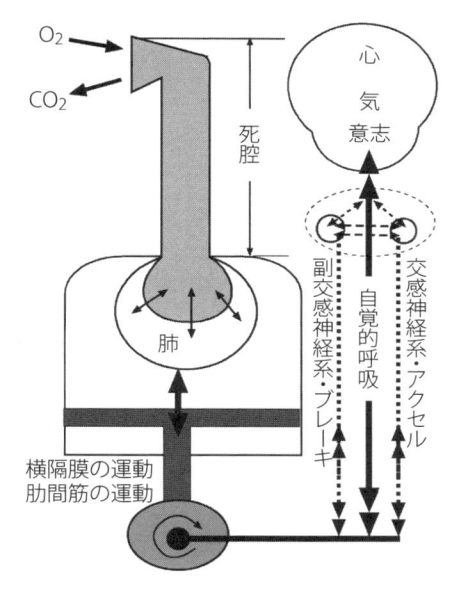

図 2.30　呼吸モデルと死腔

　自覚的に行う呼吸が，心と身体の双方に直接的に好影響を及ぼすのには，換気の効率に留意する必要がある。換気とは横隔膜と肋間筋を動かすことで肺の胸空の容積を増減させて，酸素を取り込み，炭酸ガスを吐き出すことである。ガス交換に有効な肺胞換気とは，図 2.30 の死腔（鼻から気管支を経て肺胞までの無駄な軌道）を差し引いた次式で表せる。

$$\text{肺胞換気量} = (1\,\text{回換気量} - \text{死腔量}) \times \text{呼吸数}$$

　　　　人の死腔量：約 150 ml
　　　　成人の呼吸数：12〜20 回/分
　　　　1 回換気量：450〜500 ml/回

　図 2.31 は，死腔量を 150 ml として呼吸数と換気量の関係を計算した結果である。この図から，ゆっくりとした深い呼吸，つまりゆっくりとした腹式呼吸が，効果的に換気できる呼吸法であることがわかる。当然ながら，この呼吸法は呼吸筋の働きが重要で，自覚した呼吸を自然に効果的なものとするには，適

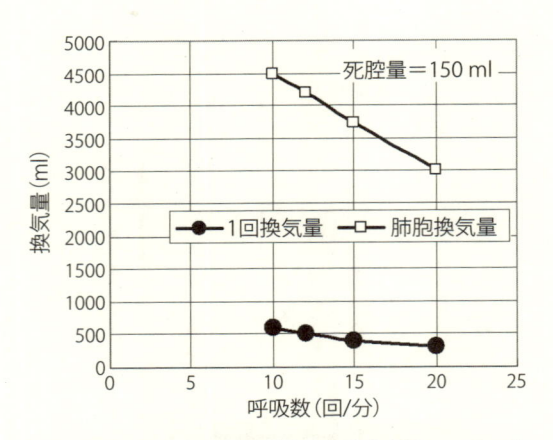

図 2.31　呼吸数と肺胞換気量（死腔量＝ 150 ml）

切なトレーニングが必要になる．気功，合気道，ヨーガ，太極拳，座禅などの指導を受けるのが早道だが，そのような教室に通わなくても病院や家庭で手軽に呼吸筋を鍛えられれば，自覚的呼吸による心身のコントロールをベースにした医療や家庭での健康の保持が広く普及するだろう．筋放電をモニターしながら呼吸筋をトレーニングする方法などは，簡便な装置になれば広く普及する可能性がある．また，呼吸法と心・身体の関係の研究では，脳のモニタリング，血液ガスモニタリング，心電図，肺機能モニター，血圧センサ，血流センサなどのセンサや測定機器などが用いられる．

　センシングについては簡単にしか触れなかったが，西洋医学と東洋医学の融合のために，心身の医学の再構築を考察した．人間の心と身体を分解し再構成する過程で，基幹となるものを「自覚的呼吸器」とした．このモデルを基礎に東西医学の厚い壁を破り，心身の医学と医療が新展開することを期待している．

【参考文献】

[1]　"超五感センサの開発最前線"，エヌ・ティー・エス（2005）
[2]　たとえば，厚生労働省統計調査資料など（http://www.mhlw.go.jp/toukei）
[3]　ハイブリッド型人工網膜，応用物理，Vol.73, No.8, pp.1095–1100（2004）

- [4] 坂井忠裕, 石原達哉, 伊藤崇之, 磯野春雄：振動刺激による触覚イメージの検討, 電子情報通信学会第二種研究会資料, WIT00-8（2000）
- [5] 都甲潔："味覚を科学する", 角川書店（2002）
- [6] 小島洋一郎, 長谷川有貴, 立野靖大, 廣本洋一, 内田秀和, 勝部昭明：嗜好飲料に対する無機膜センサの電気的特性と情報処理による評価, 電気学会センサ・マイクロマシン部門総合研究会, CHS-08-07, pp.27-30（2008）
- [7] 林健司：匂いコードのセンシング, 電気学会平成20年全国大会, 3-S23-1（2008）
- [8] 中本高道：匂いの記録再生システム, 電気学会平成20年全国大会, 3-S23-5（2008）
- [9] センサエージェント調査研究委員会編："センサエージェント", 海文堂出版（2003）
- [10] 新保達也, 木村春彦, 大薮多可志：生活空間情報に基づく植物生体電位の予測, 環境システム計測制御学会誌, Vol.13, No.1, pp.27-33（2008）
- [11] 大薮多可志, 勝部昭明編："植物生体電位とコミュニケーション", 海文堂出版（2009）
- [12] E. Aserinsky and N. Kleitman：Regularly occurring periods of eye motility, and concomitant phenomena during sleep, Science, 118, pp.273-274（1953）
- [13] 日本睡眠学会ホームページ（http://www.jssr.jp）
- [14] 日本アレルギー学会ホームページ（http://www.jsaweb.jp）
- [15] 田辺新一："室内化学汚染—シックハウスの常識と対策", 講談社現代新書（1998）
- [16] 環境・福祉ケミカルセンサ調査専門委員会：環境福祉ケミカルセンサの技術動向, 電気学会技術報告, 第814号（2000）
- [17] 池田耕一："室内空気汚染の原因と対策", 日刊工業新聞社（1998）
- [18] 堀雅宏：化学物質による室内汚染と測定評価法, ALIA NEWS, 37号（1997）
- [19] 二木鋭雄編著："ストレスの科学と健康", 共立出版（2008）
- [20] Cohen S, Kessler RC, Gordon LU 著, 小杉正太郎監訳："ストレス測定法", 川島書店（1999）
- [21] 山口昌樹, 新井潤一郎："生命計測工学", コロナ社（2004）
- [22] 日本比較内分泌学会編著："ストレスとホルモン", 学会出版センター（1997）
- [23] 山口昌樹, 竹田一則, 村上満："人間科学と福祉工学", コロナ社（2007）
- [24] Takai N, Yamaguchi M, Aragaki T, Eto K, Uchihashi K, Nishikawa Y：Effect of psychological stress on the salivary cortisol and amylase levels in healthy young adults, Archives of Oral Biology, 49(12), 963-968（2004）
- [25] NTT番号情報株式会社：『癒しに関する調査』調査結果（http://bj.nttds.co.jp/bj-dir/news/pdf_o/20_07_01.pdf）
- [26] Kimiko Kawano：Changes in EGGs and Other Physiological Indicators while Listening to Healing Music, J. Intl. Soc. Life Info. Sci, Vol.22, No.2, pp.378-382（2004）
- [27] 澤村寛太：音楽刺激による癒し効果についての研究—サーモグラフィーを中心として—, 臨床教育心理学研究, Vol.30, No.1, pp.65-70（2004）
- [28] 小川家資：職場ストレス解消のためのペットの導入に関する研究—気分プロフィール検査と心拍変動からの実験的検証—, 人間工学, 第41巻特別号（2005）
- [29] 独立行政法人産業技術総合研究所：世界一の癒し効果, アザラシ型ロボット『パロ』, いよいよ実用化（http://www.aist.go.jp/aist_j/press_release/pr2004/pr20040917_2/pr20040917_2.html#i）
- [30] 青木勲, 鈴木仁一：高齢者の唾液中のクロモグラニンA（CgA）の分泌, SDS, STAIに及ぼす温泉浴, 温泉地療養の効果に関する検討, 心身医学, Vol.48, No.6, p.562（2008）
- [31] 渡部成江, 森谷絜, 阿岸祐幸, 橋本恵子：天然温泉浴のストレス軽減効果と休養効果に関

する実証研究，日本健康開発財団研究年報，Vol.24, pp.1-7 (2003)
[32] 冨田陽子，伊藤嘉奈子，藤田光一：唾液アミラーゼと唾液中コルチゾールによる河川環境の癒し効果の計測に関する基礎的研究，土木学会第62回年次学術講演会，7-185, pp.369-370 (2007)
[33] Yuka Saeki and Mayumi Shiohara：Physiological effects of inhaling fragnances, *International Journal of Aromatherapy*, Vol.11, No.3, pp.118-125 (2001)
[34] 細井純一，井上かおり，庄司健，谷田正弘，土屋徹，津久井一平，土師信一郎，福井寛，福本正勝，堀井和泉，三浦靖彦：香りのストレス緩和効果の血中および唾液中コルチゾールを指標とした評価，自律神経，Vol.39, No.3, pp.260-264 (2002)
[35] 法橋尚宏，福田千秋，谷川佳世：森林療法による大学生女子のストレス軽減効果：多面的感情状態尺度と唾液アミラーゼ活性による分析，学校保健研究，Vol.49, No.4, pp.271-279 (2007)
[36] 森林セラピー基地全国ネットワーク会議：森林セラピーポータル 生理実験およびその研究成果について（http://forest-therapy.jp/modules/xfsection/article.php?articleid=40）
[37] 嵐田絵美，塚越覚，野田勝二，喜多敏明，大釜敏正，小宮山政敏，池上文雄：心理的ならびに生理的指標による主としてハーブを用いた園芸作業の療法的効果の検証，園芸学研究，Vol.6, No.3, pp.491-496 (2007)
[38] 岩崎寛，山本聡，権ヒョジョン，渡邉幹夫：屋内空間における植物のストレス緩和効果に関する実験，日本緑化工学会誌，Vol.32, No.1, pp.247-249 (2006)
[39] 仁科弘重，中本有美：観葉植物，花，香りが人間に及ぼす生理・心理的効果の脳波およびSD法による解析，日本建築学会計画系論文集，No.509, pp.71-75 (1998)
[40] 沢田史子，大藪多可志，勝部昭明，木村春彦：生理および心理反応による観葉植物の癒し効果，電気学会ケミカルセンサ研究会，CHS-08-6, pp.21-25 (2008)
[41] 松尾英輔，正山征洋編著："植物の不思議パワーを探る―心身の癒しと健康を求めて"，九州大学出版会 (2002)
[42] 近藤三雄，小林毅夫，小沢知雄：緑のもたらす心理的効用に関する基礎的研究（I）：運動生理学的アプローチによる緑の心理的効用の計量評価について，造園雑誌，Vol.40, No.4, pp.32-38 (1977)
[43] Jean Marie Cackowski and Jack L. Nasar：The Restorative Effects of Roadside Vegetation, *Environment and Behavior*, Vol.35, No.6, pp.736-751 (2003)
[44] V. I. Lohr and C. H. Pearson-Mims：Physical discomfort may be reduced in the presence of interior plants, *HortTechnology*, Vol.10, No.1, pp.53-58 (2000)
[45] 松永勝彦："森が消えれば海も死ぬ―陸と海を結ぶ生態学"，講談社 (1993)
[46] 林野庁：平成19年度 森林・林業白書 (2007)
[47] 長澤良太，原慶太郎，金子正美："自然環境解析のためのリモートセンシング・GISハンドブック"，古今書院 (2007)
[48] セキュリティとセンシング調査専門研究委員会："安全・安心のためのセンサ技術"，海文堂出版 (2006)
[49] ALOS解析研究プロジェクトホームページ（http://www.eorc.jaxa.jp/ALOS/index_j.htm）
[50] 白神山地世界遺産センターホームページ（http://www.sizenken.biodic.go.jp/park/tohoku/banner/10/index.html）
[51] 谷田貝光克：森の癒し効果，グリーン・エージ，Vol.353, pp.4-7 (2003)
[52] 本間請子：森林浴が人の心身に及ぼす影響―その医学的実証―，アロマリサーチ，Vol.21,

pp.47–53（2005）
[53] 林野庁：森林の健康と癒し効果に関する科学的実証調査報告書（2004）
[54] M. Yamaguchi, M. Deguchi, Y. Miyazaki：The Effects of Exercise in Forest and Urban Environments on Sympathetic Nervous Activity of Normal Young Adults, *The Journal of International Medical Research*, Vol.34, No.2, 152–159（2006）
[55] 森林・林業学習館ホームページ（http://www.shinrin-ringyou.com/）
[56] 浅田茂裕，谷口義昭，池際博行：学校施設の快適性と木材利用の効果，木材工業，Vol.60, No.11, pp.603–605（2005）
[57] 大村政男："心理学"，ナツメ社（1999）
[58] 生体信号計測の人工知能分野への応用，人工知能学会誌, vol.23, no.3, pp.319–355（2008）
[59] Andrew W. Lo, Dmitry V. Repin：The Psychophysiology of Real-Time Financial Risk Processing, *Journal of Cognitive Neuroscience*, 14:3, pp.323–339（2002）
[60] T. Lohrenz, K. McCabe, C. Camerer, P. Montague：Neural signature of fictive learning signals in a sequential investment task, *Proceedings of the National Academy of Sciences*, 104 (22), pp.9493–9498（2007）
[61] Michael Schaefer, Michael Rotte：Thinking on luxury or pragmatic brand products: Brain responses to different categories of culturally based brands, *BRAIN RESEARCH*, 1165, pp.98–104（2007）
[62] B. Knutson, S. Rick, G. Wimmer, D. Prelec, G. Loewenstein：Neural Predictors of Purchases, *Neuron*, 53 (1), pp.147–156（2007）
[63] Shimokawa Tetsuya, Misawa Tadanobu, Suzuki Kyoko：Neural representation of preference relationships, *Neuroreport*, 19 (16), pp.1557–1561（2008）
[64] 川人光男：ブレイン・ネットワークインタフェース，電子情報通信学会学会誌, vol.90, no.2, pp.123–130（2008）
[65] アメリカ国立補完代替医療センター（NCCAM）ホームページ（http://nccam.nih.gov/）
[66] 形井秀一，篠原昭二，浦山久嗣，香取俊光，小林健二，河原保祐，坂口俊二：経穴標準化の作業から見えてくるもの—第二次日本経穴委員会の経穴標準化作業の活動が始まって—，医道の日本，No.731, pp.12–21（2004）
[67] デカルト："方法序説", pp.57–79, 岩波文庫（1997）
[68] 柳生宗矩："兵法家伝書", 岩波文庫（2004）

3章
医療とセンシング

3.1 はじめに

　X線，心電計，脳波計など，工学が医学に応用されてから，すでに100年の歴史があり，その多くは計測技術が中心である。日本でも，1970年代に医用電子工学が開花し，現在その計測量は，圧力，流れ，運動，力，温度，熱流，電磁気，化学量など幅広い。また，その計測対象も生体そのものだけでなく，組織・器官，細胞，生化学物質，遺伝子へと展開されてきた。本章では，医療とセンシングを取り上げ，「からだ（身体）」と「こころ（情動）」の2つの側面から，診断と治療のためのセンシングについて，最新の研究開発動向を中心に，そのトピックスを紹介する。

　情動は，医学や心理学で用いられる専門用語であり，感情，情緒，感動といったほうが理解しやすい。これらの違いであるが，情動は「感情の動きだけでなく，それに伴って起こる行動や身体的・生理的変化のすべてを含んだ過程」として捉えられていることである。

　さらに，新しいセンシングでは，非侵襲的な計測手法であることが重要な要素となっている。侵襲とは，生体内の環境を乱す可能性のある外部からの刺激を意味する医学用語で，外科侵襲，手術侵襲などという言葉がある。非破壊（non-destructive）とは，工業計測で主に用いられる専門用語であり，医学でヒトを測定対象とするときは非侵襲（noninvasive）という。つまり，非侵襲とは，身体を著しく侵襲して精神的（psychological）・肉体的（physical）苦痛を与えないことを意味している。

3.2 からだの診断と治療のためのセンシング

3.2.1 健康診断

　高齢化社会の進展に伴い，これまでの老人（高齢者）医療のありかたの見直しが迫られているなか，病気の予防，早期発見および治療に役立つ医療計測技術の発展には大きな期待が寄せられている．本項では，医療センシングの立場から，健康診断のためのセンシング技術の開発現状と課題について言及する．

　最近の医療現場においては，自動化・総合化された検査システムに対してポイントオブケアシステムが注目されている．このような簡易臨床検査機器に化学センサが組み込まれることにより装置が小型になると，検査コストの低減化につながると思われる．また，近年，技術が発展し，当たり前のように利用されているインターネットや携帯電話などの情報インフラの急速な整備に伴い，診断情報や医療サービス情報を，ネットワークを介して場所を選ばずに送受信することが可能となり，在宅での医療サービスが受けられるようになってきた．その際，血圧，体温，心拍数などの身体情報の物理計測データばかりでなく，必要に応じて血液成分や尿成分などの化学計測データを個人的に測定できれば，在宅での健康管理が容易になるばかりでなく，医療福祉分野における関連産業の創生という観点からも有効となるに違いないと思われる．表3.1に在宅での生体におけるヘルスケア健康管理・増進において必要とされる技術の概要[1]を示す．また，表3.2に生体の測定対象量に分類した形での生体計測用センサの例[2][3]を示す．

　一方，在宅健康モニタリングの立場から，微小でかつ操作が容易な生体計測用バイオセンサの研究開発が活発化してきている．たとえば，カテコールアミン（心疾患），インシュリン（糖尿病）などの成分測定のための臨床検査手法POCT（Point-of-care-testing）用バイオセンサ[4]，血清グルコースや尿素などの窒素化合物，シュウ酸の計測に利用できるサーミスターを用いたカロリーメトリック酵素センサ[5]，血液中の心疾患マーカー測定用免疫センサチップ[6]，表面プラズモン共鳴（Surface Plasmon Resonance；SPR）現象を利用した免疫センサ[7]，生きたままの細胞を丸ごとセンサ素子にする細胞マイクロバイオセ

表 3.1 在宅での健康管理・増進技術

	内容	技術要素	モニタリング技術	健康増強技術
頭	記憶・思考力	ボケ防止		
	睡眠	快眠		快眠誘導システム
皮膚	清浄	清潔な皮膚	雑菌量計測	殺菌水/消毒剤
	免疫防御	抗原性のあるタンパク/組織への付着防止・除去		無塵服 汚染防止
	老化	酸化防止・結合組織コラーゲン架橋防止	皮膚性状判定	UVカット化粧品
		水分率の向上	水分含有量計測	保水性付与
目	視覚	視力維持	視力計測	メガネ，視力矯正
歯	抜け歯	健康な歯の維持	虫歯判定	口腔内洗浄
口	栄養素・有害物質	バランス/生体の元素分析 蓄積性の物質の除去	栄養,カロリー,食塩摂取量 食事メニュー,食材内容	アレルギー対策食品 消化助剤（タンパク分解酵素） 疾病に応じた献立
	呼吸障害			
	会話力			
鼻	嗅覚	視力の維持		
耳	聴覚	聴力の維持		補聴器
手足	敏捷性・筋力可動	骨格の柔軟性の維持	運動量計測	運動補助
生殖				
排泄	代謝障害	排泄促進	尿成分，便成分	食物繊維 経皮的排泄
血管	循環障害	血行の改善/血流の適正流量バランス	心電図，血圧，脈拍	保温 マッサージ
	老廃物	血液浄化（透析，濾過，吸着） 輸液治療	温度分布	在宅でも可能な除去システム
	免疫賦活	免疫機構の団結力		はり
全身	総括指標		体重，体脂肪率 基礎体温	ダイエット食品

表 3.2　在宅での健康管理に利用が可能な生体計測用センサ

	対象量	センサ
生体内圧	循環器系：心室内圧，動脈圧，静脈圧，血管内圧	カテーテルによる圧力センサ，サーボ式マイクロピペット血管内圧センサ
	呼吸器系：気道内圧，胸腔内圧	
	消化・泌尿器系：消化管内圧，膀胱内圧，尿道内圧	消化管内圧計測用テレメーターカプセル
	その他：頭蓋内圧，眼圧，子宮内圧	ピエゾ抵抗型頭蓋内圧センサ
生体流れ	血流	電磁血流計，超音波／レーザドップラー型血流計
	呼気流	超音波型気流計，プレチスモグラフィ
生体運動と力	筋の収縮に由来する生体運動に関係する量 外部力による生体の受動運動に関する量	ポテンショメーター式変位センサ，半導体ひずみセンサ，足底力センサ
体温および熱流	体温，皮膚温，組織温，体表からの熱放射	サーミスター，サーモグラフィ，赤外放射温度計
生体電磁気量	生体から発生する電磁気量	心電図計，筋電図計，SQUID 磁束計
	生体に電気的／磁気的エネルギーを作用させて発生する量	脳磁図センサ，心・肺磁センサ
生体化学量	体液，グルコース，コレステロール，尿素，尿酸，呼気ガスなど	ISFET，酵素センサ，固体電解質酸素センサ，匂いセンサ

ンサ[8]，酵素・電気化学式血糖自己測定センサシステム[9]，糖尿病予防用の尿糖自己測定センサ[10]，電気化学式 DNA バイオセンサ[11] など，最先端の技術を使ったバイオセンサの研究が報告されている。

また，最近，自分自身の生体情報をいつでも，どこでも，可能な限り身体を傷つけることなく，非侵襲的（非観血的）な方法で調べて健康に役立てたい，そのような"ユビキタス・バイオセンシング"に関する研究・開発[12]〜[14]，生活習慣病予防などを目的としたホームヘルスケアに関する研究[15]，無侵襲生体計測技術を用いたユビキタス・ヘルスケアシステムの開発・研究[16] などが盛んに行われている。もちろんユビキタス・バイオセンシングでは，医療の現場を飛び出した利用方法が期待されるため，生活のなかで接している環境や物

がバイオセンシングに利用される。たとえば，自動車や携帯電話，トイレ，薬局，家電，カメラなどがセンシングでの環境やデバイスとなり，現在これら商品を製造しているメーカーの多様なノウハウが健康診断のためのセンシングに活かされることになる。

　以上のように，現在，健康診断に関するいろいろな要素技術が研究され，将来的には，センサ技術，MEMS 技術，コンピュータ技術，ネットワーク技術および携帯電話技術が融合された「健康モニタリングシステム」が生まれるものと思われる。ホームヘルスケアモニタリングの分野では，家庭内にいろいろな小型センサ（脂肪厚センサ，心電リズムセンサ，血糖値センサ，歩数センサ，血圧センサ，体重センサ，体温センサ，尿・体脂肪センサなど）が設置され，それらのセンサを用いて計測したデータをモニター（リビングヘルスケアモニター）付きコンピュータに取り込み，携帯電話や家庭内端末からホームドクターやデータセンター（医療機関）へ送信し，医師が管理をするという，いわゆる「ホームケアシステム」が近いうちに登場するものと思われる。このようなシステムを利用することで，在宅にて健康管理が可能となり，たとえば高齢化に伴う虚血性心疾患，脳血管疾患，糖尿病などの生活習慣病の予防など，グローバルな予防医療への貢献が可能となる[15]。また，自宅での「ホームヘルスケア」をさらに一歩進めた「ユビキタスヘルスケア」という概念も提案され始めており，ウエアラブル循環動態モニターシステムやウエアラブル姿勢・活動状況モニターシステム[16]を身につけることで，将来的には，病院・施設や自宅などにおけるヘルスケアだけでなく，仕事中，出勤途中，外出中など日常生活におけるあらゆる場面で，自分自身の健康チェックを行うことができるようになり，健康管理や疾病予防が簡単に行えるようになると思われる。

3.2.2　血液と尿

　血液は，赤血球，白血球，血小板からなる 45 ％の固体成分（血球）と，水分やタンパク質などからなる 55 ％の液体成分（血漿）に分けられる。体内を巡る血液の血球の割合や，血漿中の各化学成分濃度はほぼ一定に保たれており，その成分によって細胞を良好な状態に維持し，細胞に養分を与え，細胞から代

謝物を受け取る役目を果たしている。したがって何らかの病気により代謝経路が影響を受けるとき，それは血液の成分にも影響を与えることになる。血液のセンシングが病気の診断に有効な理由である。

疾病時の血液や尿の成分と濃度，そのセンサとして市販あるいは研究開発されているものをまとめて表3.3に示す。

表3.3 疾病時の血液・尿中成分濃度とそのセンサ

病名	血液・尿中成分と濃度範囲	センサ検出対象・測定濃度範囲	センサ測定原理	メーカー・製品名	文献
高脂血症	血中総コレステロール $>240\,mg/dL$ 中性脂肪 $>150\,mg/dL$	コレステロール $50\sim500\,mg/dL$ 中性脂肪 $50\sim500\,mg/dL$	センサカード方式酵素電極法	(株)テクノメディカ・ポケットリピッド	[17]
糖尿病	血中グルコース（ブドウ糖）空腹時血糖 $>110\,mg/dL$	グルコース $20\sim500\,mg/dL$	クーロメトリック酵素電極法	セラセンス社・フリースタイル	[18]
		グルコース $20\sim600\,mg/dL$	グルコースオキシダーゼ酵素比色法	(株)テルモ・メディセーフリーダー	[19]
		グルコース $0\sim400\,mg/dL$	非侵襲近赤外吸収スペクトル測定法	Biocontrol technology・Diasensor 1000	[20]
	尿中グルコース $>50\,mg/dL$	尿中グルコース $0\sim2000\,mg/dL$	酵素電極法による過酸化水素測定法	(株)タニタ・デジタル尿糖計 UG-201	[21]
		尿中グルコース $0\sim1000\,mg/dL$	選択透過膜付酵素電極法	TOTO(株)・尿糖センサ組込トイレ	[22]
痛風	血中尿酸 $>9.0\,mg/dL$	尿酸 $0.1\,mM\,(1.68\,mg/dL)$	ウリカーゼ酵素固定化擬似生体膜を用いた酸化電流測定法	Nakaminami・研究開発中	[23]
癌	血中の腫瘍マーカー（抗体など）$\sim10^{-12}\,M$	腫瘍マーカー $10^{-9}\,M$	腫瘍マーカーによる酵素活性変化を利用したグルコース測定法	池袋・研究開発中	[24]
肝臓病	血中 GOT（AST），GPT（ALT），γ-GTP $>50\,IU/L$	γ-GTP	比色法チップシステム	ローム(株)，ウシオ電機(株)・製品開発中	[25]
腎臓病	血中の尿素窒素（UN）$>20\,mg/dL$，クレアチニン，尿酸など	尿素 $16\sim45\,mg/dL$	赤外吸収法	Kondepati・研究開発中	[26]
		尿素 $4.2\sim120\,mg/dL$	化学発光法	協和ファインテック(株)・製品開発中	[27]
血液疾患（白血病）	血中の好塩基球 正常値＝全白血球の$2\sim3\,\%$	白血球・赤血球・血小板	電気抵抗法	(株)堀場製作所・LC-170CRP	[28]
膠原病	血中の抗体	抗ヒトグロブリン(IgG)抗体 $100\,\mu\sim100\,ng/mL$	水晶振動子式免疫センサ	日本電波工業(株)・製品開発中	[29]
ウイルス感染症	血中のウイルス抗体	抗体	SPR免疫センサ	Biacore・Biacore2000	[30]

(1) 高脂血症

表 3.3 の最初に示す高脂血症は，自覚症状はないが放置すれば心筋梗塞や脳梗塞につながる可能性もある病気で，血液中のコレステロールや中性脂肪が多い状態をいう。したがって，これらの血中濃度が表記の値を超えているか否かを測定することにより診断できる。

図 3.1 に示すポケットリピッド（テクノメディカ製）は，わずか $10\,\mu L$ の血液により総コレステロール，中性脂肪，HDL コレステロールの 3 項目を 3 分半で同時測定することができるハンディーで簡単操作のモニタである。センサカード上に設けた酵素を固定化した電極における反応を利用して電気化学的に測定している[17]。

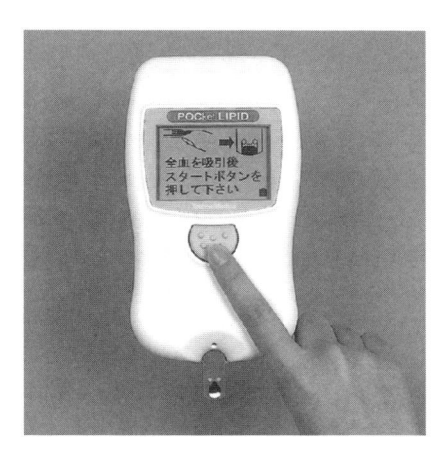

図 3.1　ポケットリピッド
（写真提供：株式会社テクノメディカ）

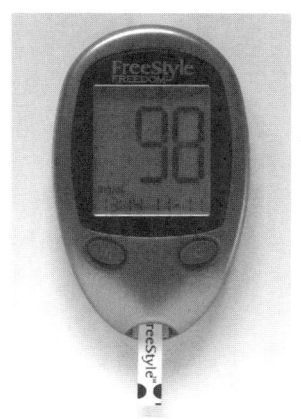

図 3.2　血糖値測定器
（写真提供：ニプロ株式会社）

(2) 糖尿病

次に糖尿病は，血液中のグルコース（ブドウ糖）の濃度（血糖値）が高くなりすぎる病気で，そのため尿中にも糖が出ることになる。すると尿が多くなり，体内の水分が不足してのどの渇きが生じる。これはブドウ糖を利用するために必要なホルモン（インスリン）の不足などに起因する病気である。初期に

は自覚症状がほとんどないが，腎臓病，眼底出血，抹消神経障害を生じ，さらに進行すると慢性腎不全・尿毒症となり人工透析が必要となる。この病気は血糖値やHbA1c（血液中の赤血球に含まれているタンパク質の一種であるヘモグロビンとブドウ糖が結合したものの一部）の検査により診断できる。

最近，さまざまなメーカーから多種多様なグルコースセンサが販売されているが，その測定原理として酵素によるグルコースの反応に伴う電流変化（電極法）[18]や色の変化（比色法）[19]を利用したものが多い。その他に，腕に照射した近赤外線の反射光の吸収スペクトルを利用して非侵襲で血糖値を測定できるものも市販されている[20]。

図3.2に示す血糖値センサは小型で，わずか$0.3\,\mu L$の血液により約7秒間で測定できる。毛細管現象を利用して吸引した1滴の血液中のグルコースを酵素で酸化し，電子伝達物質（メディエータ）による電極間の電流変化の積分値からグルコース濃度を測定する。

(3) 痛風

「風に当たっても痛い」ことに由来する関節疾患で，体内の尿酸濃度が異常に高くなることに起因する病気である。放置すると尿管結石や腎臓障害に至る。血液中の尿酸濃度が$9.0\,mg/dL$以上になると高尿酸血症と診断される。

Nakaminamiらは[23]，尿酸を酸化するウリカーゼ酵素を固定化した擬似生体膜を用いた尿酸センサを研究している。この膜面で尿酸が酸化されるときのメディエータを介した電極酸化反応による電流変化から尿酸濃度を測定する。応答は20秒で尿酸の検出下限は$0.1\,mM$（$1.68\,mg/dL$）であるから，高尿酸血症のセンシングにも利用できる感度を有する。

(4) 癌

悪性腫瘍のことで，正常組織の中に侵入増殖していく異状細胞集団である。正常な細胞では分裂・増殖しすぎないような制御機構が働いているが，制御が失われて無制限に増殖するようになった状態で，多量の栄養を消費して増殖するために生体を消耗させ，臓器の正常組織と置換して機能不全に陥れる。

池袋は[24]，癌の進行に伴って増加し血液中に遊離してくる生体物質（腫瘍

マーカー）を測定するために，腫瘍マーカーに結合する物質とグルコースディヒドロナーゼ（GDH）の活性を阻害する物質をつないだ構造を持つアプタマー酵素サブユニット（AES）を開発した。この腫瘍マーカーがグルコースを含む血液中に存在すると，AES がマーカーと結合して構造が変化し GDH の活性阻害がなくなる。すると血糖値センサに用いられている GDH の活性が復活するため，市販の血糖値センサの出力変化を利用して腫瘍マーカーの測定を行うことができる。ランニングコストが 150 円／回と安く，応答が 10 分程度と速いことが特徴であるが，検出下限は 10^{-9} M で感度が低い。実用化のためにはその感度を約 1000 倍に向上させる必要がある。

(5) 肝臓病

糖分や脂質を摂りすぎたり，アルコールを飲みすぎると中性脂肪が肝臓にたまって脂肪肝となり，長期間継続するとアルコール性肝炎となる。この状態がさらに続くと肝硬変となって肝臓の機能が失われると共に肝臓癌を発症しやすい状態になる。自覚症状がほとんどないので，肝臓の検査が重要である。肝機能の指標となるのが γ グルタミントランスペプチターゼ（γ-GTP）と呼ばれる酵素で，肝疾患により肝細胞が壊れると逸脱酵素として血液中に流出し，血中濃度 50 IU/L 以下が正常値といわれている。

バイオチップを用いて γ-GTP を短時間に計測するシステムの開発が，ローム株式会社とウシオ電機株式会社の共同研究により試みられた[25]。ポリエチレンテレフタレート製のバイオチップ内に血球と血漿を分離する機能と液体成分の秤量機能，試薬と血漿の混合機能を集積したもので，比色法により γ-GTP を測定する。

(6) 腎臓病

腎臓病になると血液を浄化する働きが弱るため，体内に余分な水分や塩分がたまって血圧が高くなり，むくみが現れる。また老廃物（尿毒素）がたまるとだるくなり食欲不振に陥る。病気が進行して慢性腎不全に至るとやがて尿毒症となり，人工的な血液透析治療を受けなければ死に至る。初期には固有の自覚症状がないために，血液検査や尿検査により老廃物の指標となる尿素やクレ

アチニンの測定が必要である。尿素由来の窒素量を示す単位として尿素窒素（UN）濃度が用いられ，空腹時 UN の正常値は 8〜20 mg/dL（尿素濃度 17〜43 mg/dL）とされている。

　血液中の尿素測定のための新しいセンシングシステムが研究・開発されている。V. R. Kondepati らは[26]，60 μL の微量サンプルの赤外線透過スペクトル測定により，血漿中の尿素濃度を検査するシステムについて報告している。尿素による 1470 cm^{-1} と 1160 cm^{-1} の 2 波長の赤外吸収ピークを測定することにより 7 mg/dL の標準偏差で 16〜45 mg/dL の尿素濃度を測定できる。

　一方，慢性腎不全の患者の人工透析治療中の尿素濃度をモニタリングするシステムも開発されつつある。通常，1 回 4 時間の透析を毎週 3〜4 回行うので，患者にはかなりの負担となる。透析の条件や透析時間は診察結果に基づき医師が総合的に判断して決めているが，日によって患者の体調は異なり，毎回の透析ごとに医師が診察して最適条件で透析を行うことは困難である。西欧では，多くの透析装置に透析条件を決めるための指標を提供するセンサが取り付けられているが，日本ではほとんど採用されていない。

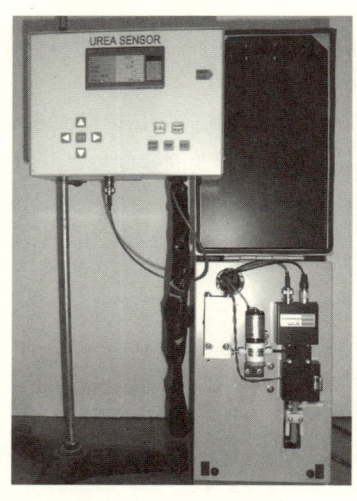

図 3.3　透析器用尿素モニタ（写真提供：協和ファインテック株式会社）

透析治療の間に透析排液中の尿素濃度を選択的に検出してリアルタイムに透析状況をモニタする尿素センサが開発されている（図3.3）[27]。これは尿素と次亜臭素酸の反応による化学発光を利用するもので，透析排液中の尿素濃度4.2～120 mg/dLを3％の相対標準偏差で2分間隔で測定できる。従来の酵素比色法による測定に比べて1/10以下の時間で計測できるので，患者さんのQOL向上のため臨床現場での利用が期待されている。

(7) 血液疾患

重大な血液疾患の1つが白血病である。腫瘍化した造血細胞が血液中に無制限に増殖する疾患のことで，とくに白血球の悪性腫瘍となることが多く，異常な白血球の数が増大する。また，感染症に伴って白血球数が増加する場合もある。したがって，血球数の測定が重要である。

このニーズに対応して，株式会社堀場製作所とABX社は自動血球計数CRP測定装置（LC-170CRP）を開発・販売している[28]。検体血液を導電性の良い希釈液に懸濁した試料が2つの電極間に設けた細孔を通過するとき，血液細胞の種類と数に応じて電極間の電気抵抗が変化する。そのパルス高さから血球の種類を同定し，パルス数から血球数を算出するシステムである。最少検体量は18 μL と微量で，測定時間が4.5分と短いことが特徴である。

(8) 膠原病

リウマチ性疾患，自己免疫疾患，結合組織疾患を合わせて膠原病と呼んでいる。全身のコラーゲンに異常が生じる一連の疾患の総称で，血液中の抗体が免疫複合体を形成して組織に沈着したり，関節や内臓などを攻撃することにより発病するとされている。したがって抗体（血漿中の免疫グロブリンと呼ばれる物質）の測定により診断することができる。

日本電波工業株式会社は，水晶振動子式マイクロ天秤（QCM）を用いた免疫センサを開発した[29]。抗体であるヒトグロブリン（IgG）をQCM上に固定化し，抗IgG免疫グロブリン抗体濃度を100 μg/mL～100 ng/mLの範囲で10分以内に測定できる性能を持つ。

(9) ウイルス感染症

ウイルス感染症には，水ほうそう，インフルエンザ，おたふくかぜ，はしか，風疹などがある。感染すると特異的な抗体が増加するので，その濃度を測定することにより診断する。

Biacore 社は表面プラズモン共鳴（SPR）を利用した免疫センサを市販している[30]。SPR とは，金薄膜を蒸着したプリズムに臨界角以上で入射した光は通常全反射するが，光と金属表面の自由電子間の強い相互作用により特定の入射角（SPR 角度）で入射した光は反射率がゼロになる現象である。金属表面の 200 nm 領域の屈折率が変化すると SPR 角度が変化するので，金膜上に分子認識分子を固定化すると特定分子との反応により屈折率が変化し，SPR センサを用いてその濃度を測ることができる。このセンサは，主として抗体医薬の分析に利用されている。

次に，尿検査も病気の診断にしばしば利用されている。尿検査は，紀元前の昔から行われてきている最も古い病気の診断方法であり，「ヒポクラテスの箴言」にも記されている。疾病と尿の化学成分との関係を表 3.4 に示す。

表 3.4　疾病と尿中化学成分の関係

症状	尿中の化学成分
感染症・悪性腫瘍・膠原病	α1-酸性糖蛋白
糸球体疾患	糖蛋白（アルブミン）100 mg～4 g
糖尿病性腎症	アルブミンが 30～300 mg/day 増加
溶血性貧血	ヘモグロビン
骨格筋の破壊	ミオグロビン
真性糖尿病・膵炎・腎障害	尿糖（ブドウ糖尿）
結石・泌尿器の炎症	血尿
妊娠中毒，自家中毒	ケトン体（アセト酢酸，β-オキシ酪酸）
胆石症，肝硬変症	尿ビリルビン，ウロビリノゲン
細菌尿	尿中亜硝酸塩
尿路感染症	尿中白血球
ポルフィリン尿症	尿中ポルフィリン

このように，さまざまな症状により尿中の各化学成分の濃度が変化するが，その検査方法として現在最も普及しているのは試験紙法である。これは簡便で

はあるが，色調の変化の度合いから判定するものが一般的であり，定性的な検査法である．これに対し，尿中化学成分の定量的な測定が可能なセンサもあるが，現状では測定可能な成分の種類は限られている．

表 3.3 に示したように，糖尿病の簡易チェックのためにデジタル尿糖計（タニタ製 UG-201）が市販されている[21]．これは，センサ部に尿をかけるだけで 6 秒で 0～2000 mg/dL の濃度範囲の糖分をデジタル計測できる携帯型の尿糖計で，家庭でも簡便に使用できる．センサのフィルター膜を透過した尿中の尿素を酵素で反応させ，反応生成物を電気化学的に計測する原理に基づいている．

一方，トイレに組み込んだ尿糖検査機も開発され販売されている[22]．TOTO 株式会社が開発した尿糖計（現 TOTO 体温計付き尿糖計 03，図 3.5）には，尿糖センサが組み込まれている．作用電極上に選択透過膜（牛血清アルブミン）

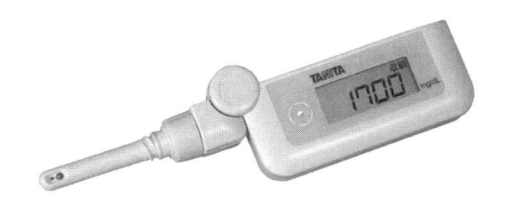

図 3.4　携帯型デジタル尿糖計（写真提供：株式会社タニタ）

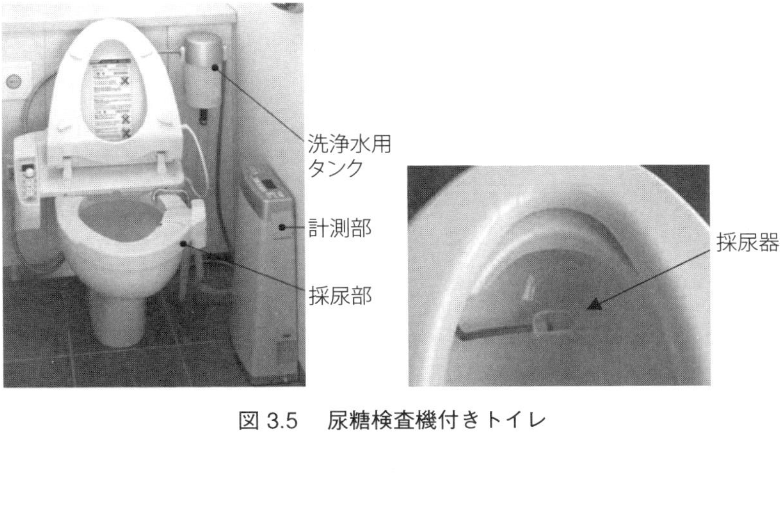

図 3.5　尿糖検査機付きトイレ

と酵素膜（グルコースオキシダーゼ）が形成されており，尿中のグルコース（ブドウ糖）との反応により生じた過酸化水素の電極反応で出力電圧が変化するセンサである。1日1回センサの較正を自動的に行うため，長期間にわたり測定精度を維持できる。

3.2.3 細胞

　細胞は人体を構成する生物レベルでの最小単位である。したがって人の体は，個々の細胞，および人体を構成する細胞間のあらゆる相互作用の両面から評価される必要がある。細胞レベルの検査は腫瘍の良性悪性の判断，感染症患者の病原微生物の決定などで重要である。細胞の検査においては，細胞検査士という専門家が患部の細胞や排泄物中の細胞を調べる仕事をしている。たとえば，癌の検査においては，細胞を染色し，形態観察によって悪性細胞を見分けている。また，細胞の評価計測は臨床的な検査に必要なばかりでなく，食品検査，環境評価などでも重要である他，遺伝子研究など生化学的な研究でも重要である。ここでは，個々の細胞の評価に用いられるセンシング技術や，評価にかかわる周辺技術のうち比較的新しいものについて紹介したい。

　表3.5には，細胞の評価・操作などにかかわる装置をまとめた。細胞の評価には，大きく分けて形態観察と機能的評価・測定とがある。形態観察の対象としては，サイズ，外形状，細胞内組織の分布などがあげられ，実体顕微鏡をはじめとする各種の光学顕微鏡の他，電子顕微鏡も用いられることがある。電子

表3.5　細胞の評価・操作に使われる装置

目的	装置
観察	共焦点顕微鏡，走査型プローブ顕微鏡，蛍光顕微鏡，実体顕微鏡，位相差顕微鏡，走査型電子顕微鏡，低真空・大気圧走査電子顕微鏡
測定	血球カウンター，フローサイトメーター，細胞レオロジー測定システム，紫外可視分光光度計，蛍光分光光度計，パッチクランプシステム，マイクロ流体システム
培養	CO_2 インキュベータ，自動細胞培養装置（継体などの自動化）
破砕	超音波ホモジナイザー，凍結破砕装置，ビーズ式細胞破砕装置
分離・操作	セルソーター，マイクロマニピュレーター，マイクロインジェクター，エレクトロポレーター，光ピンセット，光カッター

顕微鏡も，従来は高真空下に晒されるので複雑な前処理が必要であったが，最近は低真空タイプのものや，大気圧での観察が可能なもの[33]などが開発されている。また，細胞内部の構造を3次元的に観察できる共焦点顕微鏡が研究室レベルでは広く用いられている他，AFM（Atomic Force Microscope）やSNOM（Scanning Near Field Optical Microscope）などの走査型プローブ顕微鏡も研究に用いられている。また，細胞内の組織の観察のためにさまざまな染色技術が発達してきている。最近の重要な技術としては，先日ノーベル化学賞の対象となったGFP蛋白の利用があげられるが，特定の遺伝子の発現分布状況を観察するのに役立っている。

機能的評価の対象としては，生死，増殖性，薬剤耐性，接着性，刺激応答性，細胞質や細胞膜における蛋白質の発現，また隣接する細胞との連携特性などがあげられよう。こういった機能的評価も細胞の動的な形態変化などから推測されることが多く，さまざまな蛍光色素の開発が大いに役立っている。また，細胞内蛋白分布の可視化やmRNA発現量の評価なども機能解析には重要である。

血球カウンターは従来より血液分析には欠かせない装置であるが，なお進化し高機能化しつつある。基本的には血球1つ1つをカウントし，サイズも測定

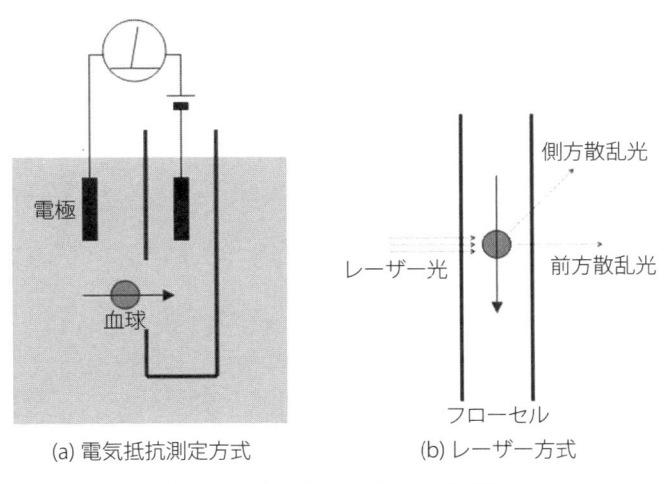

(a) 電気抵抗測定方式　　(b) レーザー方式

図 3.6　血球カウンターの原理図

できる。これには細孔を血球が通り抜けるときの電気抵抗の変化を測定する方式のものと，フローセル中を細胞が通り抜けるときのレーザーの散乱光を測定するフローサイトメトリー方式のものとがある（図3.6）。この方式では前方散乱光と側方散乱光の両方を測定することにより，血球の数やサイズばかりでなく，細胞の表面や内部状態に関する情報なども得られる。

また，最近では，シリコンの加工技術を応用して，測定システムをワンチップに収める研究が盛んに行われている。こうしたシステムは μTAS (micro total analysis system) とか，Lab on a chip あるいは MEMS (Micro-Electro-Mechanical System) などと呼ばれている。そうしたマイクロ化した装置のなかには，細胞の操作・検出を目的としたものも数多くある。最近はチップ上にマイクロフロー系を構成し，フローに沿って細胞を分離，操作，測定するものが多い。従来の測定評価システムが装置として大型であるのに対し，はるかに小型であるのが重要な特徴の1つであるが，単なるダウンサイジングに留まらず，シースフローなどマイクロ化することによって応用が期待される技術もある。また，静電場を利用して細胞を自由自在に移動させる技術が開発されている。MEMSチップの臨床検査への応用としては，癌の転移の危険性を調べるための血液中の癌細胞 (CTC；Circulating Tumor Cells) の計数チップ[34]，HIV（ヒト免疫不全ウイルス）の感染状況を調べるための血中リンパ球 (CD4+T細胞) の計数チップ[35] などの研究があげられる。

細胞の機能評価を簡単に行う方法として，細胞を電極などの上に固定化し，その細胞の活性の変化を測定することが試みられている。こうした試みとしては，細胞の呼吸や代謝活性の測定，細胞から放出される一酸化窒素 (NO) の測定，細胞の増殖や接着性の評価などがある。電極を用いた細胞センサについては文献 [36] が詳しい。

また，センシング技術を支える周辺技術も発達してきている。とくにレーザー光を利用した細胞の操作技術の発展が目覚ましい。たとえば，集光したレーザー光の焦点部での局所的な光圧を利用して細胞や微粒子を捕捉する光ピンセットがある（図3.7）。これを用いれば，顕微鏡上で，液中の見たい粒子を自由に捕捉して観察することが可能となる。

図3.7 レーザーピンセットの原理

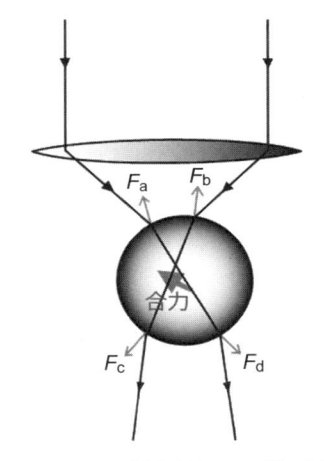

対物レンズからの光が球体で焦点を結ぶとき，球体の表面で光の屈折が生じ，このときに光力（F_a, F_b, F_c, F_d）が発生する。球体にその総和（合力）が働き，結果として球体の中心が焦点方向に移動する作用が働く。

　細胞の培養に関しては，従来から動物細胞を培養する際には頻繁に継体が必要なため人手を要したが，ロボットを導入した自動化が進められている。また，電気化学的方法による細胞制御も盛んで，神経細胞の伸長方向を制御する研究や，基板上で培養細胞のパターン形成を行うバイオリソグラフィー技術[37]が研究されている（図3.8）。また，細胞を思い通りの形状の組織へと培養することも研究されており，温度応答性ポリマーを使った細胞シートの形成技術[38]，エレクトロスピニング法による細胞培養用マトリクスの形成技術[39]，インクジェットプリンターを使用した細胞の3次元構造物の構築[40]などが研究されている。

　このようにさまざまな形で細胞にかかわる観察・評価・操作技術が発展してきており，医療への応用もそれに伴って進むものと思われる。

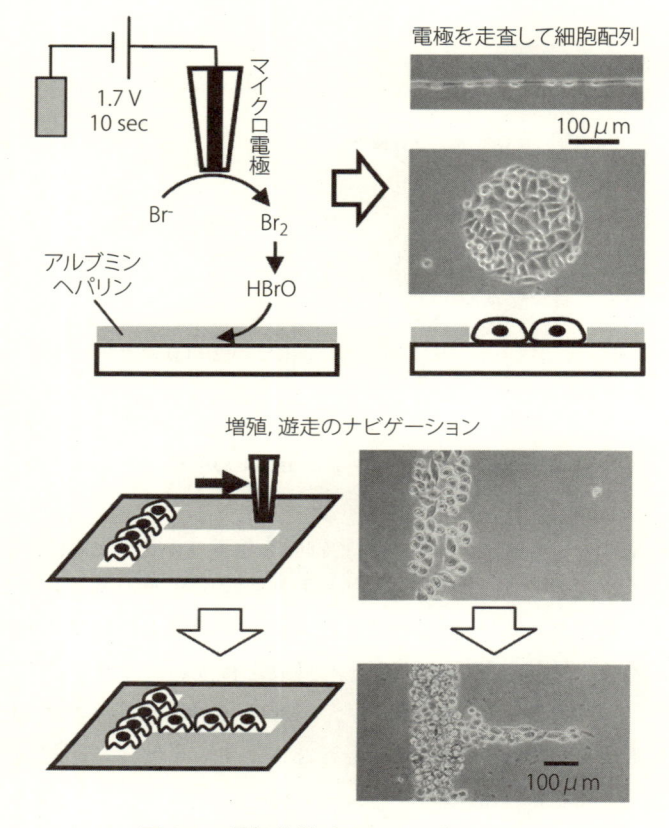

図 3.8　電気化学バイオリソグラフィー
(文献 [37] より著者の許可を得て転載)

あらかじめ細胞の接着をブロックする層がコーティングされている基板上でマイクロ電極を走査すると，電気化学的作用によりブロッキング層が除去される．その後，ブロッキング層が除去された部分に細胞が接着する．

3.2.4 呼気

　人間が吐き出す息（呼気）にはさまざまなガスの他に，約 100 種類を超える有機化合物が含まれているといわれている。それゆえ，呼気を精密に分析すれば，「からだ」の中で起きていることがいろいろとわかるかもしれない。しかしながら，これまでは，呼気の診断そのものはあまり注目を浴びておらず，せいぜい「酔っぱらい運転」の取り締まりのための「呼気に含まれるアルコール濃度」の検査ぐらいであった。ところが，最近，呼気の分析技術や呼気に含まれる「ニオイ」を検知するニオイセンサ技術の進歩に伴い，「病気の診断や検査」が可能になり，とくにニオイセンサシステムを用いた病気の診断に関する研究が活発に行われるようになってきた。このニオイセンサシステムのことを我々はエレクトロニックノーズ（Electronic Nose；e-NOSE）システムと呼んでいるが，この e-NOSE システムは，医療診断のみならずいろいろな分野への応用が可能である。表 3.6 に e-NOSE システムの応用分野と技術分野を列挙する。表よりわかるように，医療診断およびヘルスモニタリング分野以外に，ロボット分野，環境分野，食品分野，化粧品分野および自動車・宇宙分野と，その応用分野は広範である。いずれの分野への応用も，いろいろなガスや「ニオイ」に対して，優れた選択性と高い感度を持つ e-NOSE システムがいかに実現できるかにかかっていると思われる。現状では，開発されている e-NOSE システムの能力はまだまだ不十分であり，今後の技術発展に期待しなければならない。しかし，最近，十分な能力を持った e-NOSE システムではないにもかかわらず，e-NOSE システムの研究開発と並行して，システムの医療分野への応用研究も活発に行われるようになってきている。

　表 3.7 に，これまでに報告されている e-NOSE システムの医療分野への応用に関する研究を列挙する。いずれも市販の e-NOSE システムあるいは大学をはじめとする研究機関によって試作された e-NOSE システムを用いたもので，今後，とくに医療診断・医薬品同定分野など，その応用に関する研究が増大するものと思われる。とくに医療診断分野においては，いろいろな疾患により発生する独特のニオイを検知することで，病気の早期発見に役立てようという試みもなされるようになってきており，将来は，医療機関で精密検査を受ける必

表 3.6　エレクトロニックノーズシステムの応用分野と技術分野

応用分野	内容および技術分野
ロボット分野への応用	動物の嗅覚研究・模倣 ロボット用においセンサおよび信号プロセッシング 火災早期発見ロボット，ニオイ源探知ロボット
環境モニタリング	水質モニタリング 資源探知 大気汚染センシング
医療診断および ヘルスモニタリング	呼気のセンシング 福祉・介護支援「ニオイ」センサ ヘルスケア用センサ
天然物の認識	サンプリング技術 資源の敏速モニタリング プラント用化学センサ
プロセスモニタリング	バイオプロセスモニタリング 熟成・劣化モニター用センサ 品質制御用センサ
食品および飲料品の 製造工程および品質管理	肉の品質管理 フルーツおよび野菜分野 食用オイルの品質管理 シリアル製品の品質管理 ワイン，日本酒などの製造工程管理 チーズ，ミルク，コーヒーなどの日常品の品質管理 ビール・アルコール品の製造工程管理 魚の品質管理
自動車および 航空・宇宙分野	自動車分野への応用 航空・宇宙関係への応用
爆発物の検知	地雷センサ，爆薬センサ
化粧品および 香水分野	香水分野への応用 化粧品分野への応用 「ニオイ」の質の評価

表 3.7　エレクトロニックノーズシステムの医療分野への応用研究

対象	センサ	解析法	試料ハンドリング	備考	文献
細胞成長	質量分析器	主成分分析	ガラス瓶内で培養，ヘッドスペース，オートサンプラー	コレラ菌の成長をVOCの変化を利用して測定	[41]
目の伝染	ポリマー／カーボンブラック	多変量解析（主成分分析，ニューラルネット，多層パーセプトロンほか）	ガラス瓶内で培養，手でサンプリング		[42]
メディカル・ヘルスケア	KAMINA（マイクロアレイ）	線形判別解析	ダイレクト	甘い匂いの計測が診断に有効	[43]
医療環境モニタリング	15個の酸化物半導体センサ	線形判別解析，最小二乗法，ニューラルネット	ダイレクト	菌類の分離はVOCのレベルで判定が可能	[44]
呼吸気疾患（結核）		MOSES II	ヘッドスペース	結核菌を検出	[45]
糖尿病	2個の酸化物半導体センサ	ファジークラスタリング	患者の呼気からダイレクト	糖尿病を分離計測可	[46]
呼気中のアルコール	10個のMOSFET	ニューラルネットほか	バッグからのサンプリング		[47]
潰瘍（足）	20個の導電性ポリマーセンサ	主成分分析			[48]
培養バクテリア	16個の導電性ポリマーセンサ	ニューラルネットワーク	ヘッドスペース		[49]
泌尿器がん診断	ENOSE（ローマ大）	主成分分析	尿	泌尿器がん	[50]
伝染病	GC-MS			VOCを検出することで診断	[51]
皮膚糸状菌	24個のセンサ（NST3200）	主成分分析，クラスター解析	培養	VOCを検出	[52]
バクテリア（傷）	質量分析器，導電性ポリマーセンサアレイ			VOCを検出	[53]
呼吸麻酔剤	表面弾性波センサ				[54]

要があるかどうかの判定をするスクリーニング法として e-NOSE システムが利用されるようになるものと期待している。具体的な取り組みとしては（詳細は表 3.7 に示す文献 [45]〜[47] を参照），e-NOSE システム（いろいろなガスに異なる応答を示す複数個のガスセンサとセンサの応答を解析するためのコンピュータからなるシステム）を使った呼気センシングにより結核，糖尿病や癌により発生する「ニオイ」をセンシングすることで，疾病の早期発見・予防を行おうという研究が近年報告されるようになってきている。このような呼気の分析による疾病の診断についての基本的な考えとしては，ノーベル化学賞を受賞したライナス・ボーリング博士が 1970 年代に提唱しており，呼気に含まれる 100 種類を超える有機化合物を精密に分析すれば，肺がんや肺結核の診断も可能であるといっている [55]。すなわち，e-NOSE システムの医療診断への応用は，医者や薬剤師に取って代わるというのではなく，スクリーニングという意味で，今後重要となると思われる。

　一方，物理センサを用いた呼気の診断技術の開発も活発化してきており，赤外吸収分光による小型呼気分析システムの開発研究 [56]，レーザー光を利用したキャビティ強化直接光周波数コム分光法による呼気からの疾病検出に関する研究 [57] が報告され，呼気中のメチルアミンの濃度のセンシングによる肝疾患または腎疾患の診断，呼気に含まれるアンモニアの検出による腎不全の診断，呼気中のアセトンの検出による糖尿病の診断および呼気中の酸化窒素の検出による喘息の診断が可能であると報告している。

　以上のように，近年，物理・化学センサを用いた呼気の分析による疾病の診断法の検討が行われてきており，将来的には，呼気に含まれる疾病に起因した微量のガス成分が検出できるようなセンサが開発されれば，医療機関に出かけて診断を受ける前のスクリーニングという観点から，呼気センサを用いて自分でチェックを行い，疑いがあるというシグナルが出ればはじめて医療機関に出かけて精密診断を受けるということが可能となると思われる。

3.2.5 脳

　脳の活動は複雑を極めており，多くが未解明の状況である。脳も臓器であるので病気や外傷により障害を受ける。世界的な傾向であるが，とくにわが国は世界に例を見ないスピードで高齢化社会に向かいつつある。高齢者に多いアルツハイマー病などの認知症や，3大死因の1つである脳血管疾患は，行動異常や麻痺を伴うため患者のみならず家族など周囲への影響も多大で，社会問題化している。また少子化も進むなかで，自閉症などの子どもの心の発達障害を早期に診断し，適切な治療や療育によって社会への適応性の改善を図ることも課題である。

　脳を診断する物理的な方法は，大きく分けて脳の形態学的情報を得るための計測手段と，脳の機能に関する情報を得るための計測手段とがある。形態学的情報はX線コンピュータ断層撮影（CT；Computed Tomography），磁気共鳴現象を利用したMagnetic Resonance Imaging（MRI）などによって得られる。脳機能計測にはさらに脳活動に伴う血流や代謝の状態を計測するもの（f-MRI；Functional MRI, SPECT；Single Photon Emission Computed Tomography, PET；Positron Emission Tomography, NIRS；Near-Infrared Spectroscopy）と，脳活動を支える電気生理学的現象を電磁気的に計測するものとがあり，頭皮上の電極で計測される脳波計（EEG；Electoencephalography）と脳内からの磁場を計測する脳磁計（以下MEGという）が後者の代表例である。表3.8に各種の脳機能計測の比較表を示す。

表3.8　脳機能計測方法の比較

計測法 （名称）	脳磁計 (MEG)	脳波計 (EEG)	f-MRI	PET (FDG-PET)	SPECT	NIRS
原理	頭皮質の磁場分布	頭皮上の電位分布	酸化・還元ヘモグロビンの変化（BOLD効果）	グルコース消費によるポジトロン核種の画像	血流量による放射性同位元素（γ線）の画像	酸化・還元ヘモグロビンの近赤外光の吸収率
計測対象	神経細胞内の活動電流	神経細胞外の混合電流	神経細胞活動による脳血流変化	代謝，脳血流	代謝，脳血流	代謝，脳血流

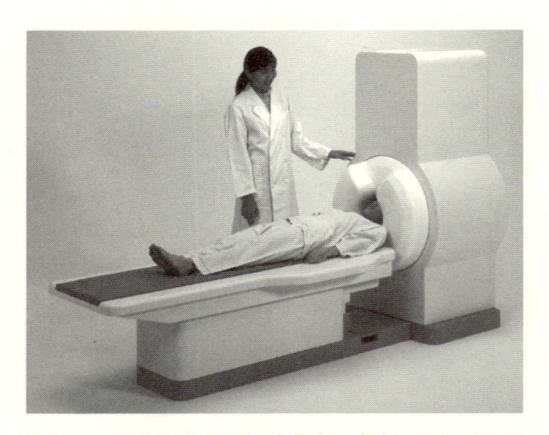

図 3.9 脳磁計（MEG）主要部の概観（横河電機製）

　本項では，最近本格的普及のための臨床研究が盛んになってきた MEG について述べる。MEG とは本来，脳磁図（Magnetoencephalography）のことであるが，脳磁計装置を示す用語として使う。図 3.9 に主要部の外観を示す。
　生体からはさまざまな磁気が発生するが，脳内から発生する磁界はきわめて微弱である（図 3.10）。このような微弱な磁場が計測できるようになったのは，超伝導現象を応用した磁気センサ，超伝導量子干渉素子（SQUID；superconducting quantum interference device）の技術が進歩し，安定して計測を行えるようになったからである。1972 年に MIT の Cohen が初めて脳磁（脳内の神経細胞の活動によってもたらされる磁界）を SQUID によって計測した。わが国では 1976 年に薄膜型の SQUID センサの開発に成功し（横河電機），生体磁気計測の本格的な幕開けとなった。
　脳磁は神経細胞の活動，とくに大脳皮質錐体細胞の興奮性シナプス後電位に伴って発生する電流によってもたらされると考えられている。その発生機序を図 3.11 に示す。
　神経細胞が興奮すると細胞膜のイオンチャネルが開いて細胞の内外に電流が流れるようになる。このうち細胞外を流れる電流は頭部全体を還流するため，外部へはほとんど磁場を発生しない。一方，細胞内を流れる電流は局在しているため電流密度が高く，観測可能な磁場を発生する。ただし，その強度は上述

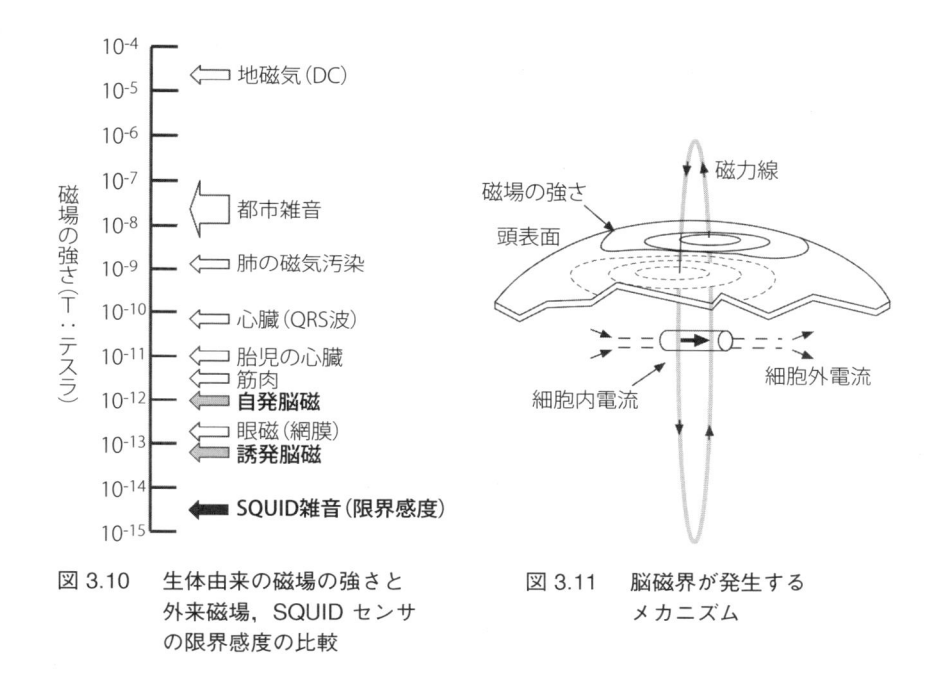

図 3.10　生体由来の磁場の強さと外来磁場，SQUID センサの限界感度の比較

図 3.11　脳磁界が発生するメカニズム

のごとく数 pT（T：テスラ）から数十 fT（f：フェムトは 10^{-15}）程度であり，地磁気（10^{-5} T）と比較してもきわめて小さな信号である。

このような微弱な磁場計測のためにセンサとして SQUID を用いてシステム化し，脳内の活動を計測する装置としたものが MEG である。近年では装置の高度化，大規模化が進み，100 個以上のセンサが頭部全体を覆うように配置されている。

頭部を覆う複数のセンサにより測定された磁場の空間分布より，その発生源を求めることは磁場源解析と呼ばれ，電磁気学の理論を用いて測定値から信号源を逆推定することによって行われる。脳磁では生体が磁気的に透明であるため，信号源として等価電流双極子（ECD；equivalent current dipole）を仮定した場合，数 mm 以下の高い位置精度で活動部位を同定できる。これを MRI などの形態画像上に投影することで，脳内の活動状態や活動部位およびその時間

的な推移を可視化することができる。

　脳磁計測システムは被験者を乗せるテーブル，脳から発生する磁場を検出するセンサ部，センサ部を極低温に保つデュワ，センサの駆動と信号処理を行うエレクトロニクス部，測定された脳磁信号を集録して解析・表示する計算機部，環境磁気雑音を遮蔽する磁気シールドルームなどにより構成される。システム全体の構成例を図 3.12 に示す。

　SQUID を磁束計測のために応用したのが SQUID 磁束計である。そのブロック図を図 3.13 に示す。2 つのジョセフソン接合を持つ超伝導ループからなる SQUID と検出コイル，電子回路から構成されている。I_c はジョセフソン

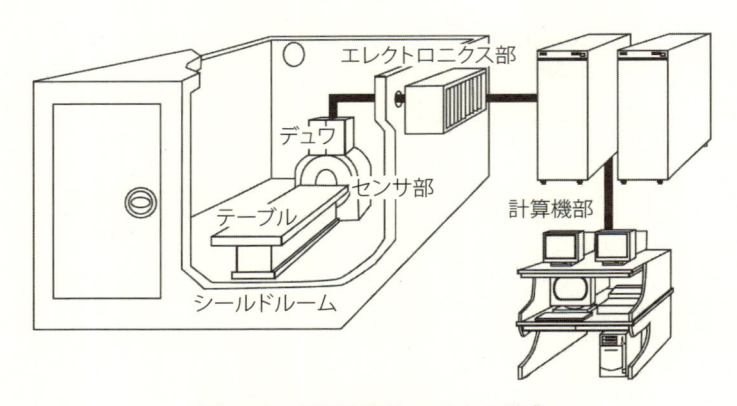

図 3.12　脳磁計測システムの構成

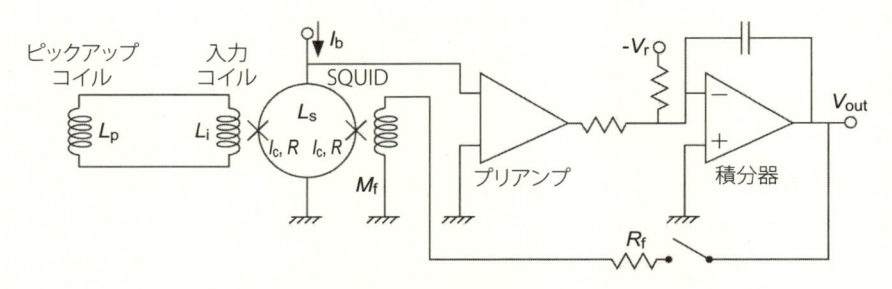

図 3.13　SQUID 磁束計のブロック構成

接合の臨界電流，L_s は SQUID のインダクタンス，R は接合のシャント抵抗である。

　液体ヘリウムによって SQUID を超伝導状態に保ち，超伝導ループに $2I_c$ を超えるバイアス電流 I_b を流して両端に発生する電圧を観測すると，外部磁束の変化に伴って図 3.14 のような磁束量子 $\Phi_0 = 2.07 \times 10^{-15}$ Wb を周期とした磁束-電圧曲線が得られる。この関係は非線形であるが，出力電圧をプリアンプと積分器で増幅し，コイル M_f を経由して SQUID に負帰還をかけると，磁束-電圧曲線の出力電圧と基準電圧との差が零になる点に安定する。これは零位法の一種で FLL（Flux Locked Loop）法と呼ばれている。この状態で積分器の出力を読むことにより，SQUID に入力する磁束に対して線形動作する磁束計を実現することができる。

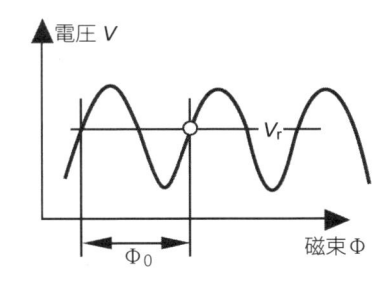

図 3.14　SQUID 磁束計の磁束と出力電圧の関係

　磁束を捉えて SQUID に導くための検出コイルにはいくつかの種類がある。その例を図 3.15 に示す。(a) をマグネトメータと呼ぶ。(b)，(c) は差動型で，勾配のある磁場に感度を持つことからグラジオメータと呼ばれ，遠方からの磁界はほぼ磁束が平行であることから打ち消され，外来ノイズの除去に効果がある。実際の脳磁計測では通常グラジオメータが使用されることが多い。(b) の同軸型グラジオメータは深部の磁場源にも比較的良好な SN 比が確保できるとともに測定箇所を多く確保しやすい。(c) の平面型グラジオメータは直下の磁場源に感度が高い。図 3.16 に実際の同軸型グラジオメータの例（横河電機製）を示す。

(a) マグネトメータ　(b) 同軸型グラジオメータ　(c) 平面型グラジオメータ

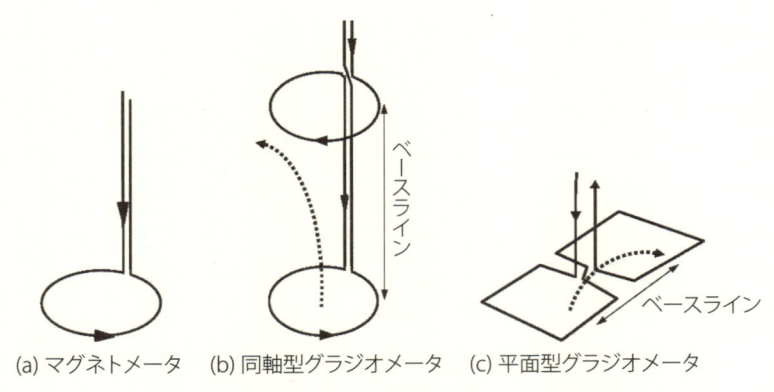

図 3.15　SQUID 磁束計における検出コイルの種類と構造

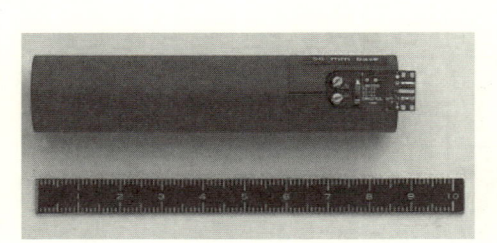

図 3.16　検出コイルを含む SQUID センサの外観（横河電機製）

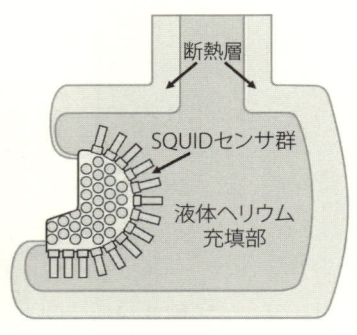

図 3.17　脳磁計用デュワの内部構造（横型デュワ）

　センサはデュワと呼ばれる断熱容器中に極低温（4 K）に保持され，頭部全体を覆う形で配置されている．デュワの構造例を図 3.17 に示す．デュワ内には液体ヘリウムを満たすが，液体ヘリウムの消費量を低減するための全体構造や断熱構造に多くの工夫が施されている．また不要な振動が磁場を乱し，脳磁計測に悪影響を及ぼすことから，機構上も安定した構造が求められる．
　鉄道や自動車，各種電気機器からの磁気ノイズを高レベルで遮蔽するために，磁気シールドルームは現時点では不可欠である．とくに直流から低周波領

域の遮蔽率を高めるためにパーマロイなどの高透磁率の金属が使われるが，その材料費のため一般にまだ高価なものとなっている。電気的に磁場を制御して外来ノイズをキャンセルするアクティブ・シールドや，超伝導現象（マイスナ効果）を使ったシールド技術の実用化研究が進んでいる。

測定された複数チャンネルの脳磁信号はデジタル値に変換後，計算機に集録され，必要な信号処理と磁場源の解析を行った上で，結果を利用者に容易に理解可能な形で表示する。集録性能は，脳磁計測の長所である時間分解能を生かすため，最大サンプリング周波数は数 kHz 以上を要する。

脳磁計測には脳の基礎律動（α 波や β 波など）やてんかんに伴う異常波を連続的に捉えるための自発脳磁計測と，体性感覚や視覚，聴覚などの刺激に応答する脳活動を捉えるための誘発脳磁計測の 2 種類がある。自発脳磁は連続集録で，必要な時間にわたって測定される。誘発脳磁の場合には刺激装置が使われ，刺激印加のタイミングでトリガーをかけて同期加算方式による集録を行う。一般に誘発脳磁は自発脳磁に比べて信号が弱く，外来ノイズの影響を最小に抑えるためにも同期加算方式はたいへん有効である。誘発脳磁計測により，ある刺激に応答する活動部位を推定して示すことを脳機能マッピングという。てんかんや脳腫瘍の手術に際して脳の重要な機能の温存を図るための重要な指針となる。

結果の表示には，測定された波計をそのまま表示したり，磁場分布を示す等磁場線図（contour map），推定された磁場源の電流双極子を MRI 画像上に投影したりして，活動状態が多面的に評価できるようにしている。図 3.18 に結果の表示例を示す。これはてんかんの焦点を手術前に推定した例である。

磁場源の推定はいわゆる逆問題を解くことに他ならない。解の安定化を図る工夫とともに，単一または複数の等価電流双極子の推定のほか，最近では脳虚血など，拡がりのある機能異常を推定するために空間フィルタ法による解析を臨床で実用化する研究が進んでいる。臨床応用においては疾患ごとに解析手法の最適なチューニングが必要であり，医工連携による念入りな実証が進められている。

測定された信号に含まれる脳磁信号以外のノイズの処理も重要な課題である。シールド技術で遮蔽しきれない外来ノイズはもとより，多くの生体由来ノ

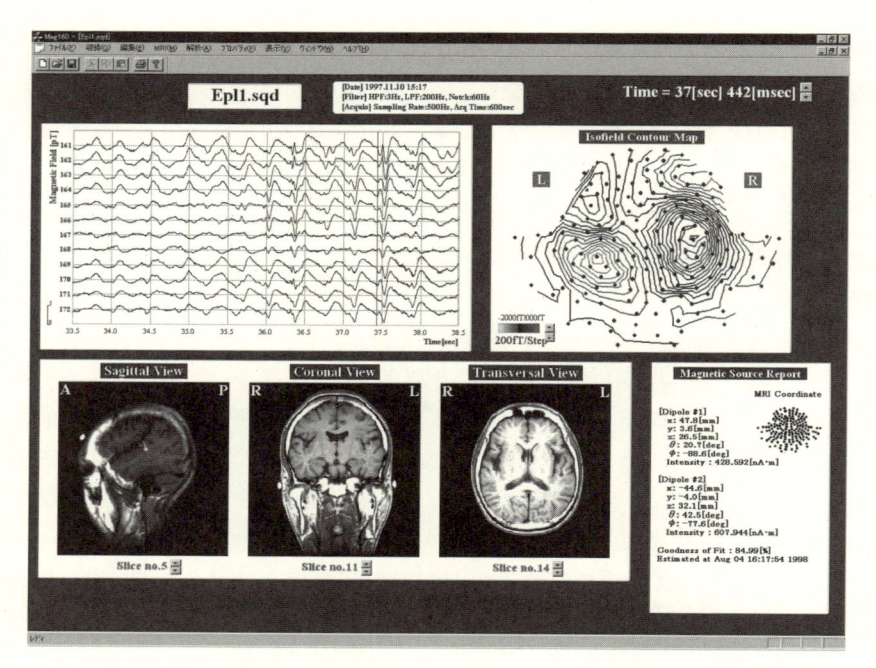

図3.18　脳磁計測における解析・表示例（両側性てんかんの症例）

イズがある。心臓や瞬目による磁場ノイズ，体動（発作，痙攣を伴う被験者や乳幼児など）に伴うノイズ，体内に埋め込まれた金属（入れ歯など）の影響などである。相関技術や主成分分析，独立成分分析などの統計的手法によるオフライン，オンラインのノイズ処理技術の研究が進み，一部は実用になっている。

　脳磁計測の他にない利点は，非侵襲で，脳活動に伴う電気生理学的現象を高い時間分解能，高い空間分解能で測定できることにある。とくにその高い時間分解能は他に代替手段がない。脳内の神経細胞による信号伝播はたいへん速く，数msのオーダーである。またHigh Frequency Oscillation（HFO）と呼ばれる数百Hz以上の振動現象も確認されており，脳機能の異常との関係の解明が進んでいる。また他の脳計測のモダリティのように放射線や強磁場・騒音，放射性同位体による影響もなく，きわめて被験者に優しい受動型のセンシングシステムである。また脳波計のように多くの電極を装着する煩わしさもない。

人間の脳はきわめて複雑な機能を有している。したがってその疾患の診断を単一のモダリティでするのは困難であり，複数のモダリティを組み合わせて最終診断をするマルチモダリティの方向で進んでいる。脳磁計も MRI はじめ，脳波計，NIRS などと組み合わせて使われることが多い。また疾患をより早期に正確に診断するために，最適な刺激課題の研究や比較的長時間にわたる高次の脳背景活動を解析する手法の研究も加速している。

　脳磁計測技術は SQUID の発展と共に実用化されてきたが，臨床での実用化はまだ端緒についたばかりである。医療機器としての本格的普及のためには維持費も含むコストの削減ばかりでなく，とくに解析技術の一層の高度化が必要である。

　高齢者であっても良好な生活の質（QOL；Quality of Life）を維持し，健康な生活を送れるようにしていくために，脳の疾患を早期に発見できることや，回復期の適切なモニタリング，障害者を補助するロボット技術（ブレイン・マシン・インタフェース）の開発は社会の期待が寄せられている重要な課題である。また子どもの心の発達障害に対しても，早期診断による適切な治療，療育の実現が急務である。脳磁計はそのような社会の要請に応え，その特長を生かして価値ある解決策を提供する重要な手段として発展していくことを確信している。

　冒頭で述べた通り，脳は臓器としての最高位の器官（生物脳）であると同時に人間の心そのものでもある（人格脳）といわれている。したがって脳を測るということについてはその全貌を簡明に述べることは不可能に近い。本項でに人間の脳機能を測る手段のほんの一部について述べた。

3.2.6　てんかん

　てんかんとは"神経組織に時々おこる過剰で無秩序な放電"と定義されている。脳は神経を通して電気的にからだの各組織と情報をやりとりしているので，いったんてんかんが起こると，さまざまな臨床症状が起こりうる。てんかんはそれが始まった場所（焦点）にとどまったままの場合もあるが，脳内の各部位に伝搬することもあり，放電が強く，放電領域が十分に広い場合には"て

んかん発作"が引き起こされる。

　てんかんは脳の電気的な活動の異常によって引き起こされるので，その診断には，従来より脳波（EEG；Electroencephalography，直訳すると電気脳図）が用いられてきた。脳波は通常は頭皮上に置いた複数の電極により，脳の電気的な活動を記録して診断を行うものであるが，脳波からてんかん焦点を判定するのは，熟練した医師においても必ずしも容易なことではない。てんかんの診断は通常は，臨床症状をもとに，脳波などの診断結果を参考にして行われる。

　脳の電気的な活動は，脳波で観測される電位差としてだけではなく，頭外に磁場を発生する。脳から発生する磁場は非常に微弱（比較的強いてんかん波でも 1 pT と，地磁気より7桁弱い）であるため，従来その観察は不可能とされてきたが，超伝導量子干渉素子（SQUID；Superconducting quantum interference device）の出現により可能となった。磁場は脳波で観測する電位差と異なり，頭皮，頭蓋骨，脳脊髄液，脳といった頭内媒質の違いによる影響を受けないので，生体から発生した磁場の発生源は比較的容易に求めることができる。生体磁場をもとに脳の診断を行う方法を脳磁図（MEG；Magnetoencephalography，直訳すると磁気脳図）という。脳磁図によるセンシングは臨床症状による診断や脳波による診断結果を補足し，外科手術によるてんかん手術摘要への道を広げた。

　脳磁計（図3.19）は大きく分けると，磁場を検出するセンサーコイル部，コイルで検出した磁場を電圧に変換するSQUID，SQUIDから信号を読み出すエレクトロニクス部，およびシステム制御と信号源解析などを行うコンピュータ部などから構成される。

　脳磁計のセンシング性能を決定する重要な要素は，センサーコイルの形状である。最も単純なセンサーコイルはマグネトメータと呼ばれる1個の信号検出コイルから構成されるものであるが，脳磁計が設置される一般的な病院環境では，電気機器から発せられる磁気雑音や，エレベータ，自動車などの磁性を帯びた物体の移動によって発生する磁気雑音のほうが，生体から発生する信号よりはるかに大きいので，このままでは微弱な生体磁気信号は計測することができない。このため一般には外来磁気雑音を除去するように工夫されたグラジオメータと呼ばれる特殊な巻きかたをしたセンサーコイルが使用される（図3.20

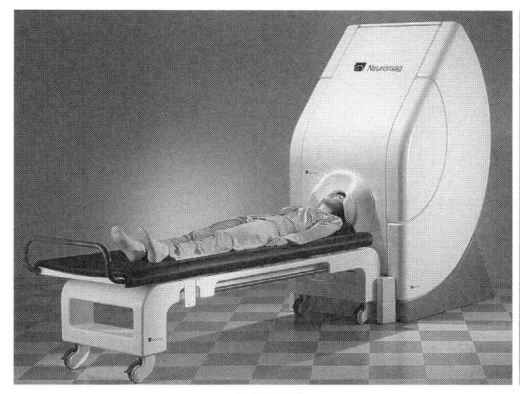

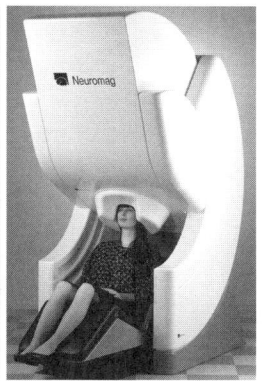

(a) 臥位　　　　　　　　　　(b) 座位

図 3.19　脳磁計の例（エレクタ株式会社 ベクタービュー）

参照）。グラジオメータは，同一面積・同一形状の 2 個のマグネトメータを，ベースラインと呼ばれる距離だけ離して，逆向きに直列接続したものである。コイルから十分離れた所（数 m 以上）から来る外来磁気雑音源がつくる磁場は，ベースライン分（数 cm）の位置変化による検出磁場の差を無視できるので，逆向き接続により打ち消すことができる。これに対し，ベースラインと同程度の距離にある生体信号源からの磁場はコイルの位置により異なるので，逆向き接続によって打ち消されることなく検出できる。グラジオメータには，軸型のものと平面型のものがあるが，生体から発生する磁場は多くの場合，距離の 2 乗で減衰するので，グラジオメータの信号は距離の 3 乗程度で減衰し，脳内深部の信号の検出特性はマグネトメータより劣るとされている。そこで，脳深部の信号をマグネトメータで検出するためにセンサーコイルとは別に，リファレンスコイルシステムという環境磁場計測専用のコイルを設け，マグネトメータの検出磁場から，マグネトメータ位置での環境磁場をリファレンスコイルで計測された磁場より求めてノイズ除去を行うようにしたマグネトメータも開発されている。

図 3.20 は，コイルからの距離（信号深さ）4 cm にある 40 nAm の強さの電流ダイポールがつくる磁場を，(a) コイル径 2 cm のマグネトメータ，(b) コイル

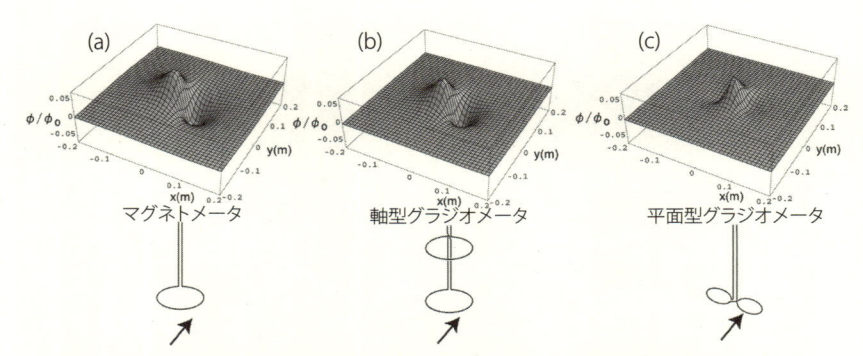

図 3.20 各種センサーコイルの形状（下段）に対する磁束検出特性（上段）
信号源は xy 座標原点でコイルの直下 4 cm。電流源（→）は $+y$ 方向で大きさ 20 nAm。磁束の単位は磁束量子 $\phi_0 = 2.07$ fWb。

径 2 cm, ベースライン 5 cm の軸型グラジオメータ，および (c) コイル径 1.6 cm, ベースライン 1.65 cm の平面型グラジオメータにより測定した場合に，信号源直上の前後左右 20 cm ずつの平面で検出される磁束を計算したものである。図から明らかなように，平面型グラジオメータは信号源直上で急激に信号が変化するため，空間分解能の高い局在診断が可能で，近接した複数の信号源の分離や，主要な信号源に隠れて検出が見逃されがちな微小な信号源の同定が期待できる。平面型グラジオメータに比べ，軸型グラジオメータ，マグネトメータとなるにつれて，磁束検出特性はなだらかな裾野をひくため，空間分解能は劣化し，弱い信号は強い信号の拡がりに隠れがちになる。また，平面型グラジオメータでは信号は電流源直上で最大になるが，軸型グラジオメータやマグネトメータでは，電流源をはさんだ両側で極大・極小となるため，コイル配置は信号源分布よりも広い範囲が必要である。

さらに，実際の脳磁場計測では，ブレインノイズと呼ばれる脳自体から発生する磁気雑音が問題になるが，ブレインノイズは脳内に一様に分布していると考えられるため，コイルの検出特性の裾野が広いマグネトメータや軸型グラジオメータのほうがブレインノイズの影響が大きいとされる。以上より，比較的浅い大脳皮質に信号源のある信号のセンシングでは，空間分解能や微弱信号検

マグネトメータ　　　　　　　　　　２軸平面型グラジオメータ

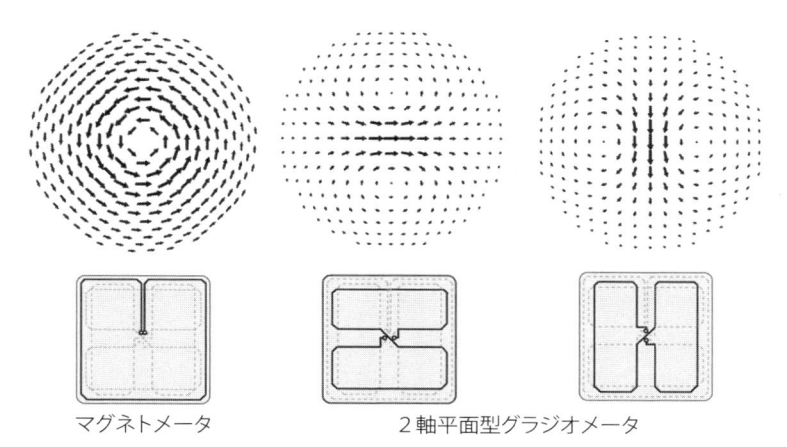

図3.21　ベクタービューシステムにおける，センサーコイル形状（下段。実際のシステムでは3種類のコイルを1枚の基盤に一体で形成）と電流感度ベクトルマップ（上段）　ベクトルマップはコイル面に投影した電流源の相対感度分布を示し，高感度の電流源ほど大きいベクトルで示す。グラジオメータではコイル直下の信号源に対して，電流の方向に対応したコイル軸のセンサーコイルで最高感度が得られるが，マグネトメータでは，直下から離れたドーナツ状の場所の信号源に対して最高感度が得られる。

出能力の点で平面型グラジオメータを使用し，脳深部の信号に対してはマグネトメータを使用することで，脳内各部の信号源同定のセンシングが最適化されると考えられ，実際にこのような複数のセンシングコイルを装備（図3.21）した脳磁計が臨床で利用されている。

　脳磁図によるてんかんの診断は通常臥位（図3.19(a)）で行われる。必要に応じて，抗てんかん薬を減薬した患者は，ベッドで安静にして30分程度の検査を受ける。図3.22は脳磁図で観測される時間波形の一例である。患者は検査中にてんかん発作を起こす場合もあるが，通常は，発作間歇時，つまり，てんかん発作が起こらないときの脳波波形，脳磁図波形を観察し，異常波（てんかん波は通常，棘波と呼ばれる鋭い波，または，それと徐波の混合している棘徐波であることが多い）があれば，その異常波の発生部位を脳磁図の信号源解析

↑てんかん波(棘徐波)

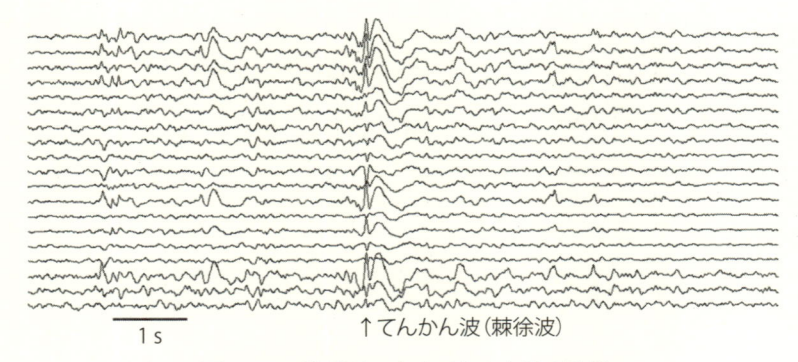

図 3.22　脳磁図によるてんかん波の診断
(波形データはエレクタ株式会社技術資料より)

脳磁計には 300 チャンネル以上のセンサーコイルを持つものも珍しくないが，患者所見をもとに，特異波が観測されると予想される（図 3.20 参照）チャンネルを中心に，通常 30 分程度の発作間歇時における患者の脳磁図の時間波形を観察し，特異波（図の例では↑で示す）を同定する。特異波の発生部位を脳磁図により信号源解析し，患者の MRI 上に表示して，脳磁図以外の所見と一致するか，一致する場合は，その部位が外科手術可能な場所であるかどうかを検討する。

によって推定する。脳磁図による信号源解析結果と他の診断所見から，その部位がてんかん発作を引き起こす，てんかん原生であると判断された場合には，外科手術の可能性を検討することになる。

3.2.7　感覚神経診断

　視覚，聴覚，体性感覚などヒトの感覚神経の受容器に伝えられた刺激は，大脳の一次感覚野に伝えられ処理される。受容器から大脳の一次感覚野に至る経路（感覚神経および大脳内伝導路）に障害がある場合には，大脳の一次感覚野で起こる反応は，潜時（刺激されてから反応が起こるまでの時間）が遅延したり，反応の大きさが減弱されたりする。末梢の感覚神経を刺激し，脳磁図により一次感覚野で起こる誘発反応を観測し，信号源の情報（潜時，大きさ）を調べることで，病変による感覚神経の障害の程度が診断できる。また，大脳一次

感覚野は，ヒトの脳が情報を処理するうえで決定的に重要な役割を担っているために，その場所を正確に知ることは，後遺症のない安全な脳外科手術を行ううえでも非常に重要であるが，CT や MRI などの解剖画像の脳回パターンだけで一次感覚野を正確に判断することは，熟練した脳外科医においても難しい場合がある。それぞれの感覚野に対する感覚刺激を行い，その誘発反応の信号源推定を脳磁図により行うことで，MRI 上に一次感覚野の正確な位置を表示することが可能である。

　脳磁図は脳外科手術摘要の患者に対して健康保険適用が認められており，感覚神経系の術前検査は，てんかんの診断とともに脳磁図の最も重要な臨床応用の１つである。また，手術後にあらためて検査を行い，手術前検査の結果と比較することで，脳外科手術の評価を行い，今後の治療方針を方向付けることもできる。

(1) 視覚神経

　検査のようすを図 3.23 に示す。

　視覚刺激としては，チェッカーボードパターンの白黒反転を視覚刺激とするパターンリバーサル刺激法がよく用いられる。刺激は左右単眼に対して，それぞれ，左右半側視野毎に行う。

　パターンリバーサル刺激法では，刺激後 75 ms，100 ms，145 ms に N75，P100，N145 と呼ばれる三相波が，刺激視野と反対の後頭葉に観測され，これらの起源は一次視覚野鳥距溝底にあることが知られている。したがって，N75，P100，N145 の信号源推定を行うことで，一次視覚野の位置を知ることができ，刺激条件の違いによる誘発反応の潜時や振幅の違い（患側と健側）により，障害の程度や部位を診断することができる。

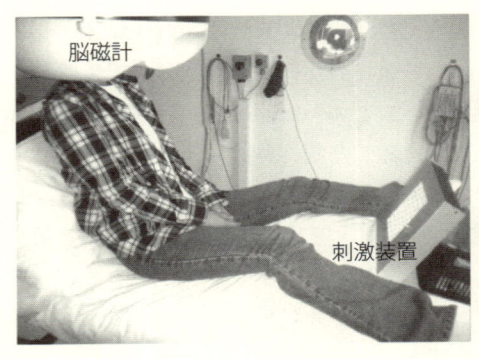

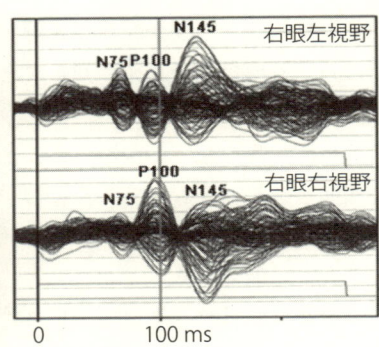

図 3.23　視覚神経系の検査
左：被験者は，足元にある視覚刺激装置からチェッカーボードパターンの反転刺激を受ける。右：単眼，左右半側視野刺激による視覚誘発磁界。検査結果は，左右眼，左右視野別にまとめて比較する。誘発反応（N75，P100，N145）の刺激条件の違いによる潜時の遅延，振幅の減弱は，一次視覚野に至る当該視覚伝導路における障害の程度を表す。また，通常 P100 の信号源推定を行うことで，一次視覚野鳥距溝がどの脳溝であるか正確に判定できる（写真および図は健常者で，誘発反応のデータに刺激条件による有意な差は見られない）。

〔例1〕両耳側半盲

　　左眼左視野，右眼右視野の両耳側視野の誘発反応が鼻側視野の反応に比べて弱い場合，病巣は視交叉周辺（下垂体腺腫など）にあることが知られている。

〔例2〕同名半盲

　　左右眼にかかわらず同じ半側視野の誘発反応に減弱が見られる場合，病巣は視交叉より後方の視覚伝導路にあることが知られている。

〔例3〕M系障害

　　P100 反応のみが障害を受け，N145 反応がほぼ正常な場合には，病巣は一次視覚野より上方の大細胞（M）系の視覚伝導路にあることが著者らの研究により明らかになった。

(2) 聴覚神経

検査のようすを図 3.24 に示す。

聴覚刺激としては，1 kHz または 2 kHz の純音によるトーンバースト刺激が一般に用いられる。刺激は左右耳に対して個別に行うが，骨伝導による刺激耳以外の刺激の影響を少なくするため，刺激耳と反対耳は，ホワイトノイズによるマスキングを行う。

トーンバースト刺激法では，刺激後約 100 ms に N100 と呼ばれる反応が観測され，起源は一次聴覚野ヘシェル回付近にあることが知られている。したがって，N100 の信号源推定を行うことで，一次聴覚野の正確な位置を知ることができる。また，左右耳の誘発反応の違い（患側と健側）を比較することで障害の程度を診断することができる。

なお，聴覚刺激誘発反応は，遷延性意識障害患者や機能性難聴患者などの客観的聴覚機能の診断にも利用される。

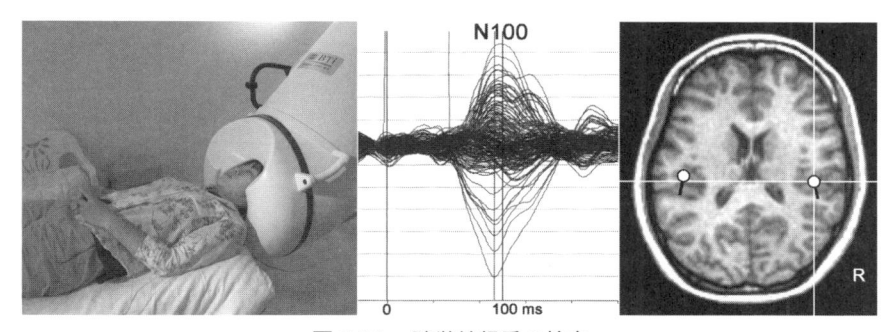

図 3.24　聴覚神経系の検査

左：被験者はイヤホーンからトーンバースト刺激を受ける。中：左耳刺激聴覚誘発磁界。右：信号源推定結果。聴覚刺激では，刺激耳と反対側耳をホワイトノイズでマスキングするが，骨伝導により刺激耳と反対耳もトーンバースト刺激を受けるので，誘発反応は，潜時の異なる 2 つの波の重ね合わせ（刺激耳と反対側聴覚野が早く優位に活動し，刺激と同側聴覚野が遅れて活動する）となる。信号源推定を行うには，2 ダイポールモデルにより解析する必要がある（写真および図は健常者）。

(3) 体性感覚神経

検査のようすを図 3.25 に示す。

体性感覚刺激としては，従来は電気的なノイズを嫌って，エアパフやエアタップと呼ばれる空気圧を利用した機械的な刺激を行うこともあったが，電気刺激により発生する磁気的なノイズを低減する工夫をした，低周波単発パルスによる電気刺激が用いられる場合が多くなってきている。一次感覚野は，中心溝後回にあり，中央部から側頭部にかけて，主な領野では，足の領域，手の領域，唇の領域が順番に並んでいることが知られている（ペンフィールドのこびと。図 3.25 参照）。したがって，体性感覚神経の診断では，刺激部位は患者の生理学的所見に応じて選定する必要がある。

〔例 1〕手

手の感覚，動きに麻痺や障害がある場合には，左右の正中神経を刺激し，さらに詳細に検査したい場合には，指を 1 本ずつ刺激することもある。正中神経刺激では，刺激後約 18 ms に刺激と反対側の頭頂葉に N18 と呼ばれる誘発反応が観測され，その信号源は中心溝後回の手の領域に推定される（図 3.25 のペンフィールドのこびと参照）。ヒトにとって手は最も重要な器官の 1 つなので，中心溝同定は，脳外科手術を行ううえで非常に重要な検査の 1 つということができる。従来，中心溝同定には，開頭手術を行い，脳表に直接電極を置き，覚醒麻酔下で脳表を直接電気刺激し，患者に刺激を感じる部位を確認しながら行う必要があったが，脳磁図による体性感覚神経の検査法が開発され，無侵襲で，子どもに対しても，安全で正確な一次体性感覚野の診断ができるようになった。

〔例 2〕足

足の感覚，動きに麻痺や障害がある場合には，左右の後脛骨神経刺激を行う。後脛骨神経刺激では，刺激後約 37 ms に刺激と反対側の頭頂葉に P37 と呼ばれる誘発反応が観測され，その信号源は中心溝後回の足の領域，つまり手の領域より頭中央に寄った場所（図 3.25 のペンフィールドのこびと参照）に推定される。

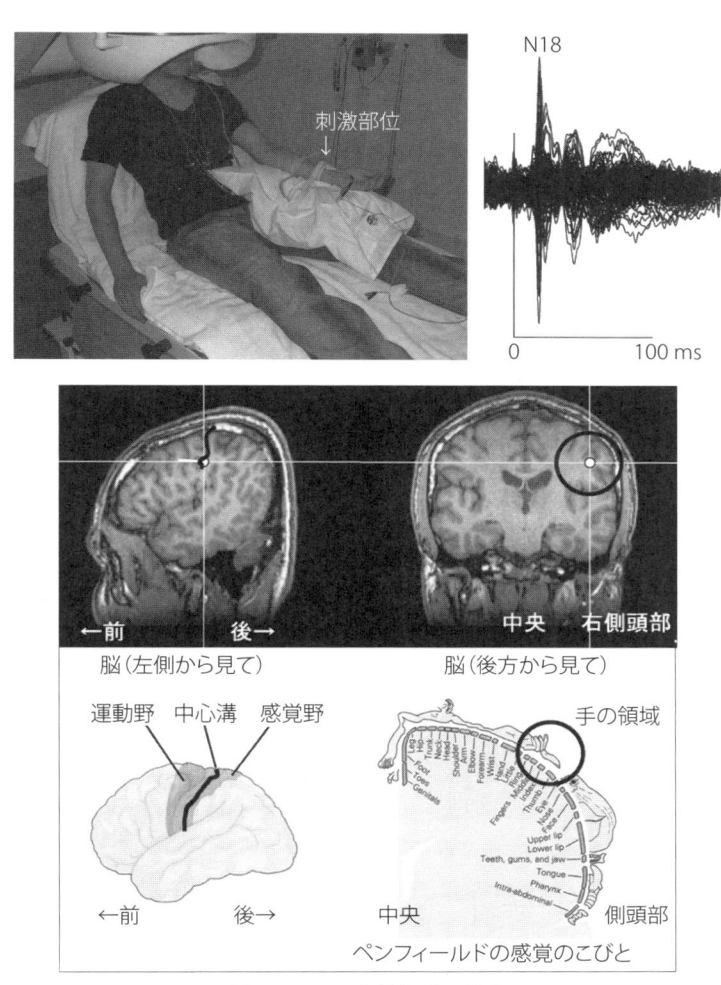

図 3.25　正中神経系の検査

左上：正中神経刺激の場合，被験者の手首に電極を当てて電気刺激を行う．右上：正中神経刺激による体性感覚誘発磁界．下：信号源推定結果（上）とペンフィールドのこびと（下）との比較．正中神経刺激では，信号源は中心溝後回の一次感覚野の手の領域に推定される（写真および図は健常者）．

〔例3〕唇

　　中心溝の最も外側部には，口腔に関する領域が並んでいる（図3.25のペンフィールドのこびと参照）。そのなかでも広い領域を占めるのは唇の領域である。中心溝外側部に脳腫瘍などの病変がある患者では，病変の影響を調べるために，下唇の体性感覚刺激を行う。下唇の刺激では，刺激後約 15 ms に刺激と反対側の頭頂葉に N15 と呼ばれる誘発反応が観測され，その信号源は中心溝後回の下唇の領域，つまり手の領域より外側に寄った場所に推定される。

3.3　こころの診断と治療のためのセンシング

3.3.1　過敏性腸症候群

　下痢，便秘，腹痛や腹部不快感は，さまざまな消化器疾患に見られる症状であり，生体が発しているアラームともいえる。過敏性腸症候群（irritable bowel syndrome；IBS）は，腹痛と便通異常を中心とする症状が慢性再発性に持続する機能性疾患であり，心理社会的ストレスにより増悪する代表的な消化器心身症である[63]。機能的疾患とは，体に解剖学的・病理学的な異常が見当たらないにもかかわらず，器官の働きが低下する疾患を指している。たとえば，朝排便をしたのに学校や職場に向かおうとすると途中で腸がゴロゴロして便意を催すという症状が繰り返し起こり，病院で検査しても何も異常が見つからない場合などがこれにあたる。

　通常，生体は自律神経（交感・副交感）系と内分泌系の 2 つの制御システムによりコントロールされているが，腸（大腸・小腸）には腸管神経系（enteric nervous system；ENS）と呼ばれる機能があり，中枢神経系から独立して基本的な生理機能を制御することができることから，ENS は「第 2 の脳」と呼ばれることもある。

　腸と脳には，類似の神経伝達物質（バイオマーカー）が多く存在し，過敏性腸症候群の病態に腸-脳相関（brain-gut axis）が強く関与することが明らかにされつつある[64]。ヒトでは，ストレッサー（刺激）が加わると視床下部から副腎

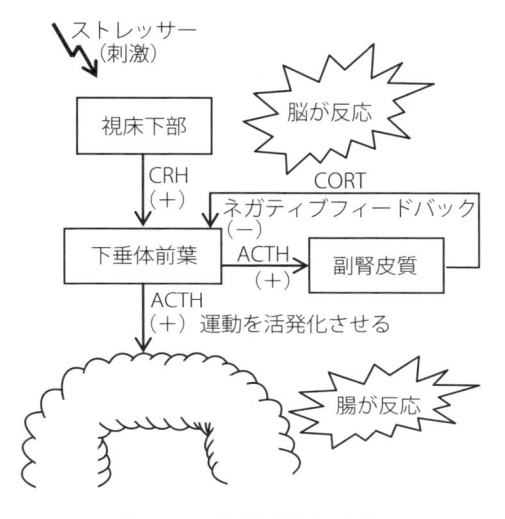

図3.26 脳-腸相関のモデル

皮質刺激ホルモン放出ホルモン（corticotrophin releasing hormone；CRH）が放出される（図3.26）。下垂体にCRHが負荷されると，副腎皮質刺激ホルモン（adrenocorticotropic hormone；ACTH）が放出される。ACTHにより，大腸運動が活発化するとともに，副腎皮質ではコルチゾール（cortisol；CORT）が放出される。CORTは，下垂体に作用してACTH分泌を抑制するというネガティブフィードバック作用がある。IBSでは，ACTH分泌と大腸運動が過大になる。このように，CRHは腸-脳相関の中心的な伝達物質である。

IBSは，機能的疾患であるため診断が困難であるが，現在はRome基準（Rome III）が用いられている（表3.9）[64][65]。排便により，便秘型IBSと下痢型IBSに分類される（図3.27）。しかし，この病気のみに特異的な症状がないために，強固な医学的根拠に基づいた診断基準が構築できていない。2000年代の後半から，IBSにおいてコルチゾールなどのバイオマーカーを自律神経指標と合わせて測定した結果が報告され始めた[66]。もし，IBSに特異的な複数のバイオマーカーを生体信号とすれば，その診断に有用な新しい技術を構築できる可能性があるが，その研究は緒についたばかりである。

表 3.9 過敏性腸症候群の診断に用いられる Rome III 基準

診断時より少なくとも 6 カ月以前から症状があり，過去 3 カ月間は，月に 3 回以上にわたって腹痛や腹部不快感*が繰り返し起こり，以下の項目の 2 つ以上があること
1. 排便によって症状が軽減する 2. 発症時に排便頻度の変化がある 3. 発症時に便形状（外観）の変化がある
*痛みとは表現されない不快な感覚

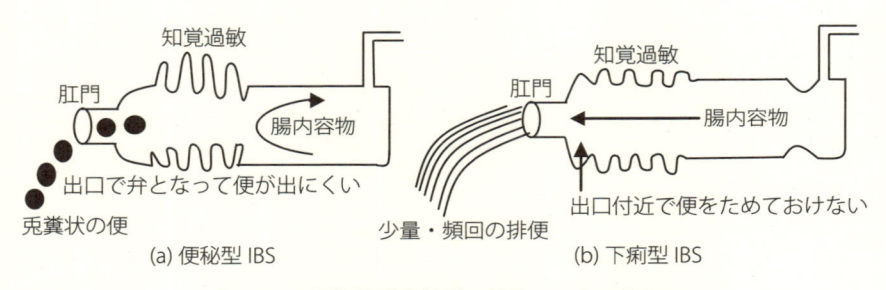

図 3.27 過敏性腸症候群の便秘，下痢の仕組み
(佐々木大輔編『ストレスと消化管疾患』[63] より)

コルチゾール（CORT）は，血液中の濃度が数十 μg/dl と比較的高く，また脂溶性であることから唾液腺細胞を通過しやすいので血液と唾液の相関も良好で，$R = 0.71〜0.97$ の相関が報告されている。臨床分析には，免疫測定法（ELISA；enzyme-linked immunosorbent assay）で唾液 CORT が測定されている。院内用の小型分析機器の開発を目指して，唾液 CORT 分析用のバイオセンサ（biosensor）が研究されている。

1 つは，免疫センサである。体液に存在する極微量な生理活性物質の分析には，選択性に優れた抗原-抗体反応（免疫法）が適しているが，CORT は分子量が 362.47 しかない化学物質（ハプテン，haptene）なので免疫原性が低く，そのままでは免疫法の高い選択性を利用することができない。そこで，抗原性を有するキャリアータンパクとして酵素を CORT に複合させた酵素標識抗原を製作し，それと競合反応させることで高感度化を図った免疫センサが考案されている。酵素標識抗原としては，ペルオキシダーゼ（peroxidase；POD，EC

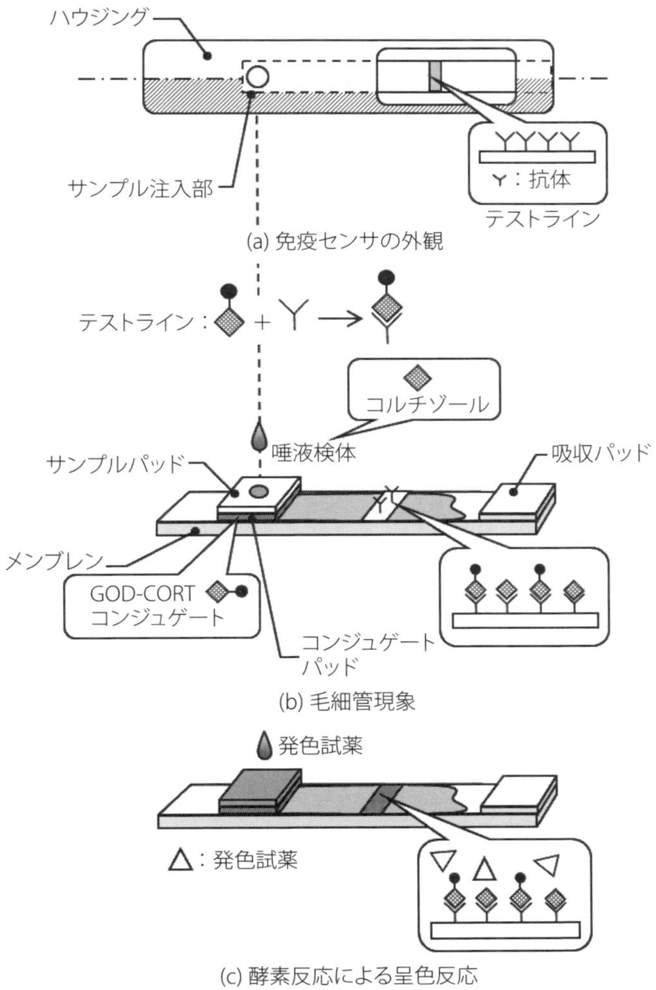
ハウジング
サンプル注入部
Y：抗体
テストライン
(a) 免疫センサの外観
テストライン：
コルチゾール
唾液検体
サンプルパッド
吸収パッド
メンブレン
GOD-CORT
コンジュゲート
コンジュゲート
パッド
(b) 毛細管現象
発色試薬
△：発色試薬
(c) 酵素反応による呈色反応

図 3.28　GOD-CORT-Conjugate を用いたコルチゾール分析用免疫センサの構造と原理

1.11.1.7) -コルチゾール-コンジュゲート[67] や，グルコースオキシダーゼ (glucose oxidase；GOD，EC 1.1.3.4) -コルチゾール-コンジュゲート（GOD-CORT-Conjugate)[68] が合成されている。図 3.28 は，GOD-CORT-Conjugate を

用いたコルチゾール分析用免疫センサの構造と原理を示している。この免疫センサは，ニトロセルロース製のメンブレン（$50 \times 5 \times 0.24\,\mathrm{mm}^3$）に，コンジュゲートパッド（$5 \times 5 \times 0.41\,\mathrm{mm}^3$），サンプルパッド（$5 \times 10 \times 0.83\,\mathrm{mm}^3$）と吸収パッド（$5 \times 10 \times 0.83\,\mathrm{mm}^3$）が積層されている。メンブレン上には，CORT抗体がライン状に固相化され，抗体ラインを形成している。コンジュゲートパッドには，あらかじめGOD-CORT-Conjugateが塗布，乾燥させてある（図(a), (b)）。

サンプルパッドに唾液検体を滴下すると，サンプル中のCORTは，GOD-CORT-Conjugateとともに毛細管現象によって移動し，抗体ラインに達すると競合的にCORT抗体と結合する。一定時間後，抗体ラインにグルコース（β-D-Glucose），POD，アミノアンチピリン，フェノールからなる発色試薬を添加すると，唾液検体に含まれるCORTに反比例して緑色（500 nm）に発色する（図(c)）。

GOD：
　β-D-Glucose + O_2 → D-Glucono-δ-lactone + H_2O_2
POD：
　$2H_2O_2$ + 4-Aminoantipyrine + Phenol → Quinonemine dye（緑色）+ $4H_2O$

コルチゾール分析用免疫センサが呈色時には，図3.29に示すような抗体ラインが現れる。これを濃度計で光学的に読み取れば，定量的なCORT濃度に換算することができる。

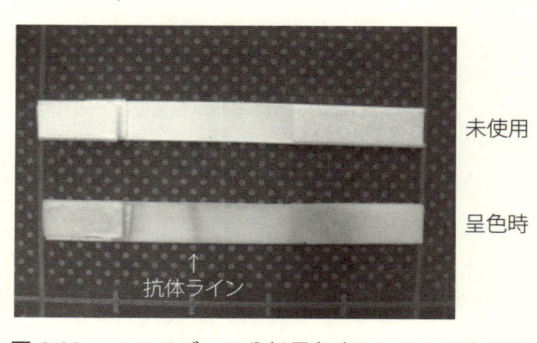

図3.29　コルチゾール分析用免疫センサの呈色反応

この他，エレクトロソノフォレシス[69]，マイクロ電気泳動，表面プラズモン共鳴や金コロイド法（局在プラズモン共鳴）などの分析原理を応用した新しいバイオセンサの開発も始まっているが，重要なのは，唾液検体の採取機構と一体的に開発することであろう。

3.3.2 不登校

不登校とは，文部科学省の基準では「欠席日数が年間30日以上」の児童生徒で，病気，経済的理由によるものなどを除いたものと定義されることが多い。国内では，不登校は1990年頃より急激に増加傾向となり，1999年度には不登校児童生徒の数は13万人に達した。その後わずかながら減少傾向にはあるが，依然として10万人を上回っており，社会問題の1つとして認識されている。不登校児童が訴える身体症状には，頭痛や腹痛，倦怠感，嘔気，めまいなどがある。また，対人不安や緊張感，抑うつなどの精神症状も見られる。このように，不登校はさまざまな身体症状や精神症状を呈するため，包括的な診断・治療のガイドラインは確立されていない。しかし，社会問題としての不登校に対して，そのガイドラインの制定は重要な課題である[70]。

身体症状を強く訴える不登校には，心身症によるもの，神経症性疾患としての不安障害，身体表現性障害，適応障害によるもの，およびその両方を併せ持つものがある。このような多彩な状態を有する患者を治療対象とするのは容易ではない。よって，診断の初期において，心身症的側面が強い不登校か，神経症的側面の強い不登校か，あるいは両方の特徴を同等に有しているものかを明らかにすることは，その後の治療計画を作成する上で重要とされる。

具体的に，身体症状を有する不登校児童に対しては，以下のように診断が行われる[71]。まず，身体症状が一般身体疾患であるかどうかを判断するための診断が行われる。ここでは，血液や尿，便，胸部X線などが対象となる。一般身体疾患ではないと診断された後，問診および問診票を通じた診断が行われる。このとき，身体症状を有する不登校については，米国精神医学会刊行のDiagnostic and Statistical Manual of Mental Disorders, 4th edition（DSM-IV）を基準とした鑑別診断が行われている[72]。

このように，現時点では不登校は医師の問診と問診票による診断が主となっている。また，診断・治療のガイドラインも明確に定まっていない。よってセンシングによる不登校の診断を試みる場合，測定の対象が明確に定まっていないことから，現時点ではセンシングによる不登校の診断は困難であると考えられる。よって本項では，医師の診断と患者の問診票の関係から，どのような要素を測定することができれば不登校の診断に有効であるか，また，その測定にはどのようなセンサが必要となるかについて考察する。なお，ここでは身体症状を有する不登校のなかの心身症的愁訴を有する不登校を対象とする。

不登校診断・治療の専門医の協力によって，患者の問診票データと医師による診断結果データを得た。データ数は 236 件である。また，問診票は患者の心身相関，生育歴，既往歴，性格，身体症状の特徴の 5 つのカテゴリに関する質問 24 項目からなるものであり，医師との問診を通じて回答が記入されている。また，身体症状の特徴に関する質問については「よくある」「時々ある」「たまにある」「ない」「わからない」の 5 つの選択肢で回答され，その他の「はい」「いいえ」「わからない」の 3 つの選択肢で回答されている。

問診票データに対して，数量化理論 II 類を用いて解析を行った[73]。数量化理論 II 類は多変量解析手法の 1 つである[74]。数量化理論 II 類はカテゴリデータである説明変数からカテゴリデータである目的変数を予測するための基準を導く手法である。不登校患者の問診票データにおいては，各質問に対する回答が説明変数，医師の診断結果が目的変数となり，問診票の質問から診断結果を予測するための基準を導くことになる。また，数量化理論 II 類の適用の際には，説明変数間の多重共線性や独立性の観点から説明変数を適切に選択する必要がある。ここでは，数量化理論 II 類によって最も良い予測結果を得た質問の組み合わせを基に，心身症的愁訴を有する不登校に関連が深いと考えられる問診票の質問項目を抽出した。

解析の結果，関連が強いと考えられるものを 6 項目抽出した。抽出された項目を以下にあげる。

① 家庭や学校での心理的ストレスが改善される（たとえば，疲れているのならゆっくり休んでいいよといわれるなど）と身体症状の改善が認めら

れる
② 友達が少ない，なかなか集団になじめないなど，学校生活に問題が多い
③ 小さい頃から友達は少なく，人見知りが強くて自分から積極的に集団に加わらないなど，社会性が乏しい
④ 身体症状が再発・再燃を繰り返す
⑤ 1日のうちでも身体症状の程度が変化する
⑥ 身体的訴えが2つ以上にわたる（たとえば，腹痛と頭痛を同時に認めるなど）

また，上記ほど強くはないものの，関連があると考えられるものを2項目抽出した。抽出された項目を以下にあげる。

⑦ 自然に，あるいは心理療法により，家庭や学校で患児に負担となっている状況や人間関係が改善されることによって，症状が軽快することがある
⑧ 自分の思い通りにならないと気がすまなかったり，うまくいかないところがあると他人のせいにするところがあるなど，自己中心性が見られる

抽出された項目をその内容から大別すると，心理的ストレスに関するもの（①，⑦），身体症状に関するもの（④，⑤，⑥），社会性に関するもの（②，③，⑧）の3つに区分される。これらの3つのセンシングを考える。

まず，心理的ストレスのセンシングについて考える。ストレスを測定する手法はいくつか提案されており実用化されている。しかし，普段の生活のなかで連続的にストレスをモニタリングすることは難しいようである。血流や血圧などから連続的なストレスモニタリングが可能ではあるが，さらに，測定機器をつねに携帯し，患児に測定の心理的，身体的負荷を与えることなく，普段の生活のなかで受けるさまざまな要因によるストレスの変化を記録することが必要であると思われる。ストレスの変化を記録できれば，ストレスの変化と身体症状との関係を明らかにすることで不登校の診断の参考になる可能性があると考える。

次に，身体症状のセンシングについて考える。ここで対象となる身体症状は

一般身体疾患とは異なり，血液や尿を測定しても異常が見られないことがある。つまり，身体症状は心理的要因による場合があり，それらの要因を測定することが必要となる。しかし，どのような事象が心理的要因となるかがはっきりとせず，患児によっても一定ではないと思われる。よって，先にも述べたように心理的ストレスと身体症状の関係を明らかにすることが，身体症状のセンシングにつながるものと考える。

コラム　黙って座ればピタリと治る!?

「黙って座ればピタリと当たる」は易占のキャッチコピーである。体の遺伝子情報を解析するDNAチップなどのセンサがさらに進歩すれば，黙って座れば自動的に病気を診断・治療するシステムが未来に実現するのであろうか。

そもそも，なぜヒトは病気になるのか。単細胞生物とは異なり，さまざまに分化・増殖した細胞が構成するヒトの体では，細胞増殖の制御システムが必要である。それが破綻するとき癌化現象が生じる。また，全身に酸素と栄養を輸送する血流システムが必要であるが，これは感染症をもたらすウイルス・細菌にとっての好適環境にもなる。ゆえに，最も進化したヒトは最も多くの病気の原因を抱えることになる。遺伝子がヒトの形質を定める情報源となるので，これには必然的に発病の情報が含まれている。2003年4月，ヒト遺伝子の全配列が解読され，DNAを解析できるバイオセンサが研究開発されている昨今，遺伝子診断・治療により発病以前に病気の源を治療できる未来社会が実現しそうにも思える。

一方，カナダ・マックギル大学医学部の研究グループは，ラットの母子の性格とストレス耐性に関する遺伝的・分子生物学的研究を行った。その結果，遺伝的に子供の面倒をよくみる「まめ母」系統と，そうでない「ずぼら母」系統のラットのグループについて，①「ずぼら母」に育てられた子ラットは，明らかにストレスの影響を受けやすくなること，②「ずぼら母」から生まれた子ラットでも生後すぐに「まめ母」ラットのもとへ里子に出すと，ストレスに強くなり恐怖反応や攻撃性が抑えられること，成長すると「まめ母」的性格に変化することを認めた。さらに，③「ずぼら母」の遺伝子を持つ「まめ母」的性格に変化したラットの子ラットは，遺伝子に反して「まめ母」的性格を受け継いだ。④このラットのDNAの一部が化学的に変化していることを認め，遺伝子情報が読み取られなくなったことに起因するとした。遺伝情報が絶対的ではなく，後天的に変化しうることを示している。

幸せな心や生きがいを持つことにより癌に対する免疫力を高めた人々の話を聞く一方，親から虐待を受けた子が母になりその子に虐待を繰り返すような悲惨なニュースを耳にする昨今，病気のセンシングや治療法の研究と共に，病気になりにくい正しい心と体のケアの大切さを考えずにはいられない。遺伝子が示す運命のままに黙って座るだけではなく，自らの努力も必要なようである。

（中川　益生）

また，社会性のセンシングについて考える。まず，社会性というものを測る明確な指標はないと思われる。しかし，たとえば他人との会話の量や内容，他人との身体的距離や接触を測定することによって本人の活動量のようなものを得ることで，社会性の指標として用いることは可能かもしれない。また，これらの事象を測定することは技術的には比較的容易であろう。しかし，同時に，これらの事象をモニタリングすることは，プライバシーやモラルの面で大きな問題が生じる可能性があり，技術的な面以外での難点があると思われる。

最後に，現時点では不登校の診断は医師の問診や問診票によるものが主であり，センシングによる診断は困難であると思われる。しかし，今後のセンシング技術の発展と，データマイニングなどの解析技術の発展によって，不登校の診断・治療に有効な知見が得られる可能性は十分高いと考えられる。

【参考文献】

[1] マイクロ化学センサ調査専門委員会：マイクロ化学センサの技術動向，電気学会技術報告，682号，p.71（1998）
[2] 山越憲一，戸川達男："生体用センサと計測装置"，p.15，コロナ社（2000）
[3] 山口昌樹，新井潤一郎："生命計測工学"，pp.120–155，コロナ社（2004）
[4] 水谷文雄：バイオセンサの高感度化と化学増幅，*Materials Integration*，pp.174–180（2008）
[5] 佐藤生男："バイオセンサ・ケミカルセンサ事典"（軽部征夫監修），pp.155–160，テクノシステム（2007）
[6] H. Matsuura, Y. Sato, O. Niwa and F. Mizutani：*Anal. Chem.*, 77, pp.4235–4240（2005）
[7] B. P. Nelson, T. E. Grimsrud, M. R. Liles, R. M. Goodman and R. M. Corn：*Anal. Chem.*, 73, pp.1–7（2001）
[8] 井上久美，珠玖仁末，末永智一：細胞機能を利用するマイクロバイオセンサ，*Materials Integration*，pp.232–241（2008）
[9] 中南貴裕：酵素・電気化学式血糖センサシステムの開発，*Materials Integration*，pp.317–323（2008）
[10] 池田義雄，伊藤成史，大橋昭王，佐藤等：計測技術，32，pp.1–5（2004）
[11] S. Suye, T. Matsuura and T. Kimura：*Microelectronics Engineering*, 81, pp.441-447（2005）
[12] たとえば，三林浩二："ユビキタス・バイオセンシング"，シーエムシー出版（2006）
[13] http://www.scj.go.jp/ja/info/kohyo/pdf/kohyo-18-t995-53.pdf
[14] http://www.mri.co.jp/REPORT/JOURNAL/2004/jm04063005.pdf
[15] 和辻徹：ホームヘルスケア，*SENSOR*（次世代センサ協議会），18，2–5（2009）
[16] 田中志信：無侵襲生体計測技術を用いたユビキタス・ヘルスケアシステムの開発，*SENSOR*（次世代センサ協議会），18，10–13（2009）
[17] http://www.technomedica.co.jp/t01/product/rp02.html

[18] http://www.nipro.co.jp/info_section/kokunai_freedom01.html
[19] http://www.terumo.co.jp/mds/index.html
[20] http://www.americandiabetes.com/diasensor.htm
[21] http://www.tanita.co.jp/tanita/hp/productSearchExec.do?_category=60
[22] 大野，杉野，岡本：新型尿糖検査機の開発，愛知電機技報，No.28, pp.3–6（2007）
[23] T. Nakaminami, S. Ito, S. Kuwabata and H. Yoneyama : *Anal. Chem.*, 71, pp.4278–4283（1999）
[24] http://www.nedo.go.jp/informations/press/201112_1/201112_1.html
[25] http://techon.nikkeibp.co.jp/members/DM/DMNEWS/20041201/3/
[26] V. R. Kondepati, U. Damm and H. M. Heise : Infrared Transmission Spectrometry for the Determination of Urea in Microliter Sample Volumes of Blood Plasma Dialysates, *Appl. Spectrosc.*, 60, 920（2006）
[27] 中川益生，岡林徹，尾崎真啓：尿素濃度測定方法及び尿素濃度測定装置，特願 2007-76513（2007）
[28] 山尾泰生：白血球3分類自動血球計数 CRP 測定装置 LC-170CRP，堀場テクニカルレポート，No.20, pp.27–31（2000）
[29] http://www.ndk.com/jp/news/2007/1173045_780.html
[30] http://www.biacore.com/jp/food/technology/assay_principles/index.html
[31] 奈良信雄："一滴の血液で体はここまで分かる"，NHK 出版（2004）
[32] 山本大輔："心と遺伝子"，中公新書（2006）
[33] http://www.aist.go.jp/aist_j/press_release/pr2008/pr20081208/pr20081208.html
[34] S. Nagrath et al. : Isolation of rare circulating tumor cells in cancer patients by microchip technology, *Nature*, 450, pp.1168–1169（2007）
[35] Y. N. Wang et al. : On-chip counting the number and the percentage of CD4+T lymphocytes, *Lab on a chip*, Vol.8, No.2, pp.309–315（2008）
[36] 四反田功：細胞センサ，化学センサ，Vol.22, No.4, pp.154–158（2006）
[37] 西澤松彦：バイオリソグラフィー技術のセンサ応用，化学センサ，Vol.23, No.3, pp.101–107（2007）
[38] T. Shimizu et al. : Fabrication of Pulsatile Cardiac Tissue Grafts Using a Novel 3-Dimensional Cell Sheet Manipulation Technique and Temperature-Responsive Cell Culture Surfaces, *Circulation Research*, Vol.90, No.3, pp.1–9（2002）
[39] A. Townsend-Nicholson, S. N. Jayasinghe : Cell Electrospinning, a Unique Biotechnique for Encapsulating Living Organisms for Generating Active Biological Microthreads / Scaffolds, *Biomacromolecules*, 7, pp.3364–3369（2006）
[40] J. A. Phillippi et al. : Microenvironments engineered by inkjet bioprinting spatially direct adult stem cells toward muscle- and bone-like subpopulations, *Stem Cells*, Vol.26, No.1, pp.127–134（2008）
[41] R. Esteves, de Matos, D. J. Mason, C. S. Dow and J. W. Gardner : "Electronic Nose and Olfaction" (Ed. By J. W. Gardner and K. C. Persaud), p.181, IOP Publishing Bristol, UK（2000）
[42] P. Boilot, E. L. Hines, S. John, J. Mitchell, F. Lopez, J. W. Gardner, E. Llobet, M. Hero, C. Fink and M. A. Gonogona : "Electronic Nose and Olfaction" (Ed. By J. W. Gardner and K. C. Persaud), p.189, IOP Publishing Bristol, UK（2000）

[43] U. Kruger, R. Korber, J. Ziegler and J. Goschnick：ISOEN 2000 Abstract, p.47, IOP Publishing Bristol, UK (2000)
[44] S. S. Schiffman, D. W. Wyrick, G. A. Payne, G. O'Brian and H. T. Nagle：ISOEN 2000 Abstract, p.3 (2000)
[45] J. R. Stetter, W. R. Penrose, C. McEntegrart and R. Roberts：ISOEN 2000 Abstract, p.101 (2000)
[46] W. Ping, T. Yi, H. B. Xie and F. R. Shen：*Biosensors and Bioelectronics*, 12, 1031 (1997)
[47] N. Paulsson, E. Larsson and F. Winquist：*Sensors and Actuators*, A84, 187 (2000)
[48] A. D. Parry, P. R. Chadwick, D. Simon, B. Oppenheim and C. N. McCollum：*J. of Wound Care*, 4, 404 (1995)
[49] T. D. Gibson, O. Prosser, J. N. Hulbert, R. W. Marshall, P. Corcoran, P. Lowery, E. A. Ruck-Keene and S. Heron：*Sensors and Actuators*, B44, 413 (1997)
[50] M. Bernabei, G. Pennazza, M. Santonico, C. Corsi, C. Roscioni, R. Paolesse, C. Di Natale and A. D'Amico：ISOEN 2007 Abstract, p.21 (2007)
[51] A. M. Pisanelli, K. C. Persaud, E. Gobbi, S. Papaleo and P. Wareham：ISOEN 2007 Abstract, p.23 (2007)
[52] N. Sahgal and N. Magan：ISOEN 2007 Abstract, p.25 (2007)
[53] L. P. S. Bailey and K. C. Persaud：ISOEN 2007 Abstract, p.27 (2007)
[54] N. Barie, M. Dirschka, A. Voigt, M. Rapp and J. Marcoll：ISOEN 2007 Abstract, p.71 (2007)
[55] http://www.supplenews.com/MT/archives/2005/11/post_467.html
[56] 松永康孝，浜本貴一：電子情報通信学会技術研究報告，Vol.106, No.282, pp.21-26 (2006)
[57] http://www.healthdayjapan.com/index.php?option=com_content&task=view&id=1140
[58] 高倉公明，大久保昭行編集："MEG—脳磁図の基礎と臨床"，朝倉書店 (1994)
[59] 春田康博，上原弦，河合淳，下川原正博：脳磁計測システム MEGvision，横河技報，Vol.44, No.3, pp.151-154 (2000)
[60] 春田康博，風見邦夫，下川原正博，田中博昭：脳磁計測システム MEGvision とその応用，横河技報，Vol.48, No.4, pp.145-148 (2008)
[61] 河合淳，久保田寛，上原弦：脳磁計用 SQUID 磁束計の実装・評価技術の開発，横河技報，Vol.52, No.1, pp.5-8 (2008)
[62] 田野崎真人，橋本勲：体性感覚野高周波振動の機能的意義，臨床脳波，44, pp.291-294 (2002)
[63] 佐々木大輔編："ストレスと消化管疾患"，医薬ジャーナル社 (1999)
[64] 佐々木大輔編集："過敏性腸症候群"，中山書店 (2006)
[65] Longstreth GF, Thompson WG, Chey WD, Houghton LA, Mearin F, Spiller RC：Functional bowel disorders, *Gastroenterology*, 30 (5), 1480-1491 (2006)
[66] 菅谷渚，井澤修平，大内佑子，城月健太郎，山田クリス孝介，小川奈美子，長野祐一郎，野村忍：過敏性腸症候群における心理社会的ストレスに対する副腎皮質および自律神経反応，心身医学，47 (12), 1013-1022 (2007)
[67] Cook CJ：Real-time measurements of corticosteroids in conscious animals using an antibody-based electrode, *Nat Biotechnol*, 15 (5), 467-471 (1997)
[68] Yamaguchi M, Tahara Y, Kosaka S, Shetty V：Synthesis of a Glucose Oxidase-Cortisol Conjugate Used for Electrochemical Biosensor for Cortisol Analysis, The International Conference on Electrical Engineering 2008 (ICEE2008), 1-4 (2008)

[69] Cook CJ：Rapid noninvasive measurement of hormones in transdermal exudate and saliva, *Physiol Behav*, 75 (1-2), 169–181（2002）
[70] 梶原荘平，斉藤万比古，樋口重典，田中英高，長瀬博文：不登校の心身症的側面を評価するための問診票，日本小児科学会雑誌，108 巻 1 号，pp.45–57（2004）
[71] 小牧元，久保千春，福士審編："心身症診断・治療ガイドライン 2006　エビデンスに基づくストレス関連疾患へのアプローチ"，協和企画（2006）
[72] アルヴィン E. ハウス著，上地安昭監訳，宮野素子訳："学校で役立つ DSM-IV"，誠信書房（2003）
[73] R. Michishita, H. Nambo, K. Kimura, S. Kajiwara：Research on Diagnosis Support System of School Phobia, *Proceedings of the 7th APIEMS*, pp.1546–1551（2006）
[74] 菅民郎："初心者がらくらく読める多変量解析の実践（上，下）"，現代数学社（1993）

4章
福祉とセンシング

4.1 はじめに

　周知のごとく，我が国は急速に少子高齢化が進んでおり，2007年には65歳以上の高齢者が総人口の20％を超えて超高齢社会に突入している。また，それに伴い高齢者による世帯の割合も急速に増えている。厚生労働省の国民生活基礎調査（平成19年）のデータによれば，平成元年に7.8％であった高齢者世帯は，平成10年には12.6％，平成19年には18.8％と着実に増加している。高齢社会では寝たきり老人，痴呆などの問題が現在にも増して生じることであろう。また，一人暮らしのお年寄りは健康であっても，遠方にいる身内にとってはたいへん不安である。最近は，老々介護，すなわちお年寄りによるお年寄りの介護が問題となっており，介護者自身が高齢化することで，肉体的，精神的，経済的にたいへんな負担となっている。とくに介護する側に痴呆が現れたり，脳梗塞などのために体の自由が効かなくなるとたいへんな問題である。

　一方，身体障害者の数も増加している。データによれば，平成3年度に2722千人であった身体障害者の総数は，平成8年度では2933千人，平成18年度では3483千人と推計されている（厚生労働省平成18年身体障害児・者実態調査）。年齢別に見ると，身体障害者のうち70歳以上のお年寄りが51.0％も占めており，65歳以上では63.5％に上る。高齢化に伴い，脳梗塞などの脳血管障害や糖尿病などが原因で障害者になるケースが多いのではないかと推測される。

　このように日本の高齢化は今後もますます進んでいくことが予想されるため，さまざまな手段を講じる必要がある。将来に備えて社会システムを整備するのはもちろんであるが，介護機器の一層の開発など工学的に解決できる方向

も積極的に探る必要がある．一方，障害者の場合，平成18年には障害者自立支援法が施行されたように，自立した生活ができることが望まれている．これには，障害者の日常生活の支援のみならず，就労支援なども必要となる．工学的な立場からは，生活支援機器や職場での作業に役立つ支援機器の開発が必要となる．

機器開発にはさまざまなテクノロジーが必要となるが，その重要な要素としてセンサテクノロジー，とくに身体から各種情報を得るためのセンサがあげられる．本章では，前半で高齢者や障害者の介護機器や支援機器の制御に必要とされるさまざまな身体情報センシング技術について述べ，後半で高齢者・障害者の安全・安心・快適性を保障するために周辺環境情報と身体情報を総合的に利用するセンシングシステムについて概説する．

4.2 身体情報のセンシング

ここでは，さまざまな身体情報（位置，方向，動きなどの物理的情報，体温，脈拍，血流，臭いなどのバイタルサイン，脳波や筋電などの脳神経情報）を利用して機器を制御するためのセンシング技術について述べる．こうしたセンシング技術には実にさまざまなものがあるが，そのすべてについて網羅的に紹介することは避け，むしろやや将来的な方向を見つめた研究開発の事例紹介を中心に概説することにした．

4.2.1 認知症

認知症（dementia）は，具体的な病名ではなく，「いったん発達した知能が，何らかの原因により脳が破壊され，再び持続的に低下した状態」と定義されている症状で，高齢者に見られるケースが一般的に知られているが，若年性認知症も見られる．以前は，「ぼけ」や「痴呆」と呼ばれ，周囲からの偏見を受けていたこともあったが，それらの用語が適切な表現ではないことが各方面から指摘され，2004年より正しい症状名として「認知症」という用語が使用されるようになった．厚生労働省は2008年7月，認知症対策をさらに効果的に推進

することを目的として、「認知症の医療と生活の質を高める緊急プロジェクト」報告書を公表した。このプロジェクトでは、認知症対策における重要な項目として

① 認知症患者の具体的人数や生活実態の把握
② 認知症のステージ（予防，診断，治療，発症後のケア）に応じた研究開発の促進
③ 早期診断の推進および適切な医療の提供（専門医の育成，専門医療機関の整備，介護サービスとの連携）
④ 適切なケアの普及および本人・家族支援
⑤ 若年性認知症に対する理解の促進と早期診断，医療，介護の充実

の5点をあげ、今後、総合的な施策を推進し、2010年を目途に取りまとめる方針を報告している[1]。

現在、65歳以上の人口の5～6％が認知症を患っており、なかでも75歳以上の後期高齢者が多く、今後も続く高齢化社会のなかでその割合は徐々に増えていくものと予想されている。さらに、介護する家族の約6割が50歳以上であり、「老老介護」が行われている実態も明らかにされている[2]。これらの状況から、近年では、認知症専用の養護施設としてグループホームが各地域に設置されているとともに、介護サービスや地域全体でのケア体制が整備され、認知症患者およびその家族を支援する取り組みが積極的に進められている。

また、認知症の原因となった病気の種類によって症状が異なる場合や、その対応方法、治療法が変わってくる場合があるため、原因の特定はたいへん重要である。認知症の原因となる病気の分類とその割合を図4.1に示す。図からわかるように、現在、原因となる病気として最も多いのが50％を占めているアルツハイマー病である。アルツハイマー病は、β-アミロイド蛋白という異常な蛋白質が脳に広く蓄積することで、脳を構成している神経細胞が変性し脱落するため、神経細胞が通常の老化よりも急速に減ってしまい、正常な働きを失うことから認知症になっていく病気である。この異常蛋白質が生成される理由については、まだ詳しいことは明らかになっていない。次いで多いのが脳梗塞や脳出血などの脳血管性の病気によるものと、脳の視覚にかかわる部分に問題が

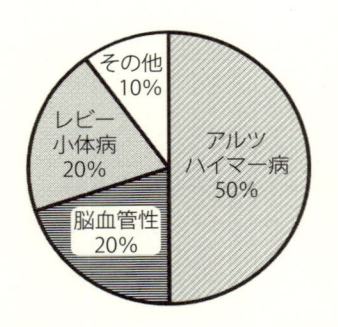

図 4.1　認知症の原因となる病気による分類とその割合

生じ，幻視が多くなるといった症状が現れるレビー小体病と呼ばれる病気である。また，10年ほど前までは，脳血管性認知症が60%を占め，アルツハイマー病は30%程度であったが，年々アルツハイマー病の割合は増加し続けており，これからも増加する傾向にあるといわれている[3]。なお，その他の原因となる病気には，上記2つの病気の混合型や，脳腫瘍，脳炎など，脳血管性以外の脳の病気，ホルモンの異常やビタミンの欠乏，感染症などがある。

認知症の診断は，身体的疾患が原因である場合があるため，尿，血液検査や心電図などの身体的検査が行われるとともに，脳波検査，脳画像診断検査（CT，MRIなど）が行われる。また，知的機能の検査には，長谷川式簡易知能評価尺度や，柄沢式テストなどの心理テストが用いられる。認知症の診断は，これらの結果を総合的に判断した結果から行われ，原因となっている疾患が特定された場合には，適切な治療を受けることによって改善が見込まれる。

認知症の主な治療法として，症状に応じた薬物療法が用いられる場合があるが，脳機能が低下している患者への投与であるため，過剰摂取による副作用などに十分注意する必要がある。また，非薬物治療としては，患者の自尊心の保持，ストレスの減少，残在能力の活用などを目的とした回想療法，確認療法（バリデーション）などがある。また，デイケアなどでのグループ活動への参加や，手芸，音楽，絵画などの活動は，日常生活動作能力（Activities of daily living；ADL）の低下の抑制に効果があるとされている[4]。

認知症患者に見られる基本的な症状は，中核症状と周辺症状に分類される。

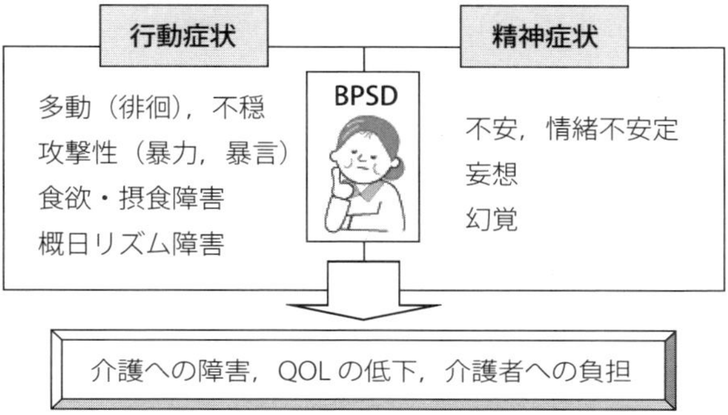

```
┌─────────────┐           ┌─────────────┐
│  行動症状   │           │  精神症状   │
└─────────────┘   BPSD    └─────────────┘
  多動（徘徊），不穏         不安，情緒不安定
  攻撃性（暴力，暴言）       妄想
  食欲・摂食障害             幻覚
  概日リズム障害
                    ▼
        ┌─────────────────────────────────┐
        │介護への障害，QOLの低下，介護者への負担│
        └─────────────────────────────────┘
```

図 4.2　BPSD の主な症状とその影響

中核症状は，記憶障害，判断力の低下，ADL の低下などであり，この中核症状が背景となって現れる不安感などから二次的に生成される症状が周辺症状である[5]。周辺症状には，中核症状による不自由さから現れる不安，妄想，幻覚などの精神的な症状と，徘徊，過食，拒食，攻撃性など行動に現れる症状があり，最近では，世界共通の用語として BPSD（Behavioral and psychological symptoms of dementia）=「認知症に伴う行動障害と精神症状」との略称で呼ばれることが多い（図 4.2）。このような認知症の症状は，認知症の種類や進行度合いなどによって異なるとともに，当人の生活環境，人柄などによってさまざまであるため，個人の症状にあったケアや環境が必要となる。また，BPSDが出現することによって介護が困難になることが多く，認知症患者自身はもちろん，介護者の QOL が低下するとともに，介護者の負担とストレスが増大する傾向があることから，近年ではとくに，BPSD への対応を考慮した対策の検討や研究・開発が盛んに行われている。

　BPSD のなかでも，数人の介護者だけでは対処が困難で，重大な事故に遭遇する危険性が高い症状として，徘徊行動があげられる。徘徊行動への対策としては，認知症患者の行動の抑制や制限などの手段がとられる場合が多かったが，認知症患者のストレス，プライバシー，QOL の問題や介護者への過負担が問題となっていた。そこで，抑制，拘束などの負担を患者にかけずに，介護者の負担も軽減することを目的とした，患者の行動をセンシングするさまざ

な技術が開発され，実用化，製品化されているので[6][7]，そのいくつかを以下に紹介する。

　まず，建物からの出入りをセンサによって感知し，それを知らせるセンサシステムは多数製品化されている。たとえば，赤外線人感センサを利用し，玄関口などで人の出入りを感知したことを知らせるシステム（アドコン「WhiteLock22」[8]など）や，玄関マットにスイッチを内蔵し，マットを踏むとベルが鳴るなどの信号が自動的に発信されるもの（テクノスジャパン「徘徊ノン」[9]など）がある。さらに，これらのシステムのなかには，徘徊の可能性のある患者の衣服やスリッパなどにタグを取り付け，センサを設置してある領域に近づいた患者の個人識別や，検知した場所を特定して，受信機に信号を送るシステムもある（東京信友「徘徊センサー」[10]（図4.3），メディカルプロジェクト「徘徊防止タグセンサー」[11]）。

　徘徊行動で外出し，帰れなくなった場合の支援システムとして，GPS機能を搭載した製品が利用されている。一般的なものとしては，GPS機能がついた携帯電話やPHSが数多く製品化されているため，それらをいつも身につけさせていれば，万が一，行方がわからなくなった場合でもすぐに探すことができる。また，小型の専用端末を携帯させることで，いつでも位置確認が可能で，

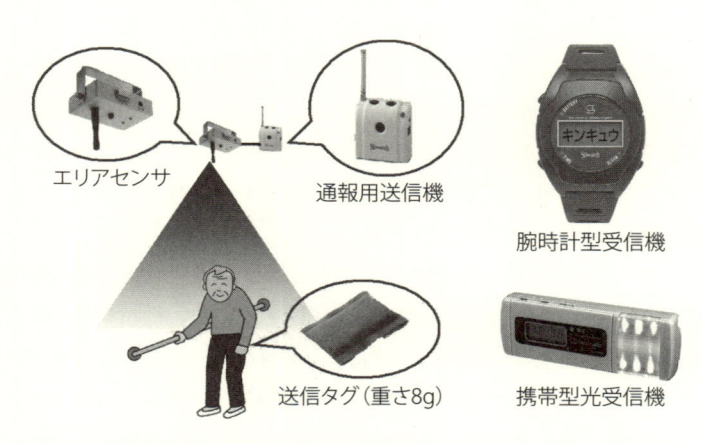

図4.3　患者のセンサ設置エリア進入を知らせるシステムと受信機
（写真提供：東京信友）

4 章　福祉とセンシング　*127*

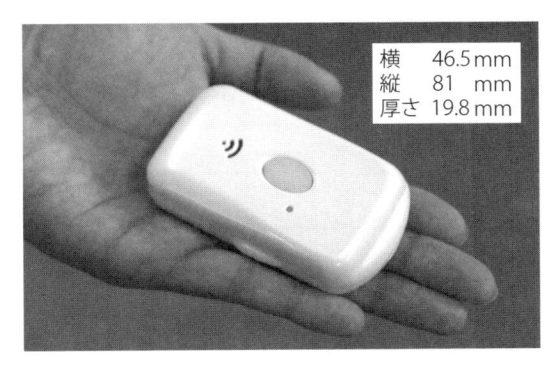

図 4.4　位置検索，エリア外通知サービス用の専用端末（写真提供：ユビキタス）

さらに，登録エリア外に出てしまった場合に，登録した家族のメールアドレスに自動的に位置情報と移動軌跡が送られる「エリア外通知」システムを導入した製品も市販されている（ユビキタス「どこ・イルカ mini」[12]，図 4.4）。

以上のようなセンサシステムは，認知症患者を介護する家庭や施設において数多く利用されるようになっており，認知症患者の安全性は向上しつつあるが，地域全体で見守ることが可能な体制とシステムの充実が今後も求められる。

4.2.2　排泄

近年，高齢化社会に突入し，病院および高齢者施設などでは多くの体の不自由な老人が増えており，介護者（たとえば専門の介護士や看護婦など）にとっておむつの交換は，非常に負担の大きい仕事となっている。一方，被介護者に対しては，介護者のマンパワーの不足などにより，現在は決められた時間にのみおむつの交換がされており，体の不自由な老人の快適性は，必ずしも満たされているとはいえない。

このような問題を解決するために，排泄を報知するシステムが，たとえば特開平 7-23990 に開示されている。これは，排泄補助が必要な被介護者のおむつにセンサ装置を装着し，おむつの濡れ状態を検出した場合に無線信号を送信して，各居室に設けられた受信ユニットにて受信した信号を，管理センターなど

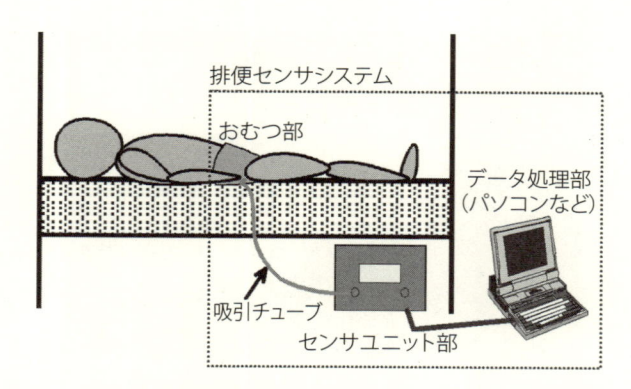

図 4.5　筒口らが開発したセンサシステムのイメージの模式図

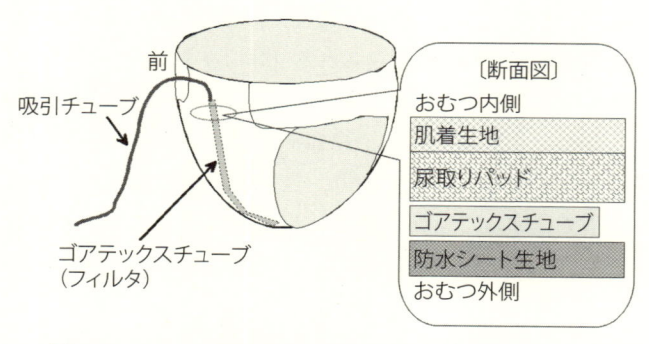

図 4.6　おむつに取り付けられたニオイ吸引用チューブ

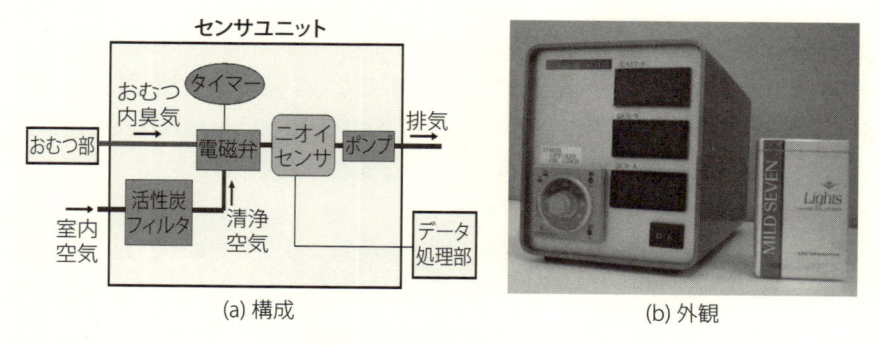

(a) 構成　　(b) 外観

図 4.7　センサユニット

に設けられた管理装置に集約し，被介護者の必要な排泄データの管理と介護者などに排泄を報知するシステムである．本項では，ニオイセンサや温度センサを用いた排便センサシステムを中心に，センサシステム開発の現状と課題について言及する．

いろいろなタイプの排便センサがこれまでに研究・報告されている[13]～[17]。筒口ら[13]は温度センサとニオイセンサを併用した排便センサシステムを提案し，臨床使用評価なども行い，その有効性を明らかにしている．図4.5に開発したセンサシステムのイメージを模式的に示す．寝たきり老人のおむつの中にチューブ（ゴアテックス製）を挿入し（図4.6参照），おむつの中の「ニオイ」をポンプで吸引し，ニオイセンサ（新コスモス製の酸化物半導体式ガスセンサ）で検知するようになっている．図4.7に，センサユニットの構成図とその写真を示す．今後は，さらにセンサの選択性や感度を向上させることにより，現場で利用が可能なセンサシステムの実用化が現実のものとなる日も近いと考えられる．

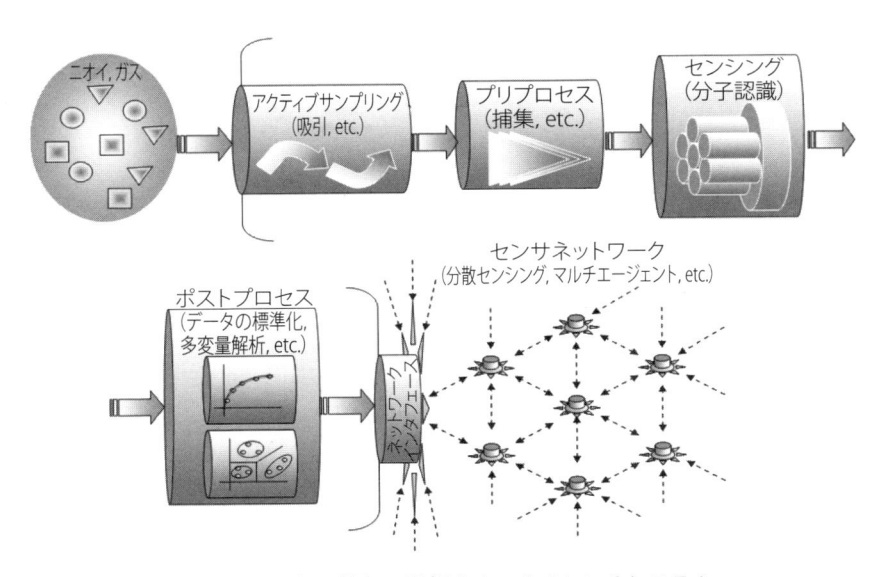

図 4.8　排便を検知し通報するニオイセンサシステム

図4.8は，病院などに入院している病人の排泄を検知するためのニオイセンサシステムの概念[18]を示したものである．システムには，排便により放出される「ニオイ」を吸引する機能（アクティブセンシング），ニオイの濃度が少ない場合はそれを濃縮をする機能（プリプロセス）が備わっている．また，センサの出力は必要に応じて多変量解析が可能であり，排便に伴って発生する「ニオイ」を識別することが可能で，たとえば「大便」「小便」および「おなら」を分離して認識検知できる機能をシステムに付加することが可能である．またセンサはネットワークに直結されており，必要に応じて情報を無線で送信することができる．これにより，ベッドに横たわっている病人が「大便」をした場合，すぐにセンサで検知し，無線にてナースセンターへ知らせることが可能となる．

以上のように，排泄センサとしては，温度やニオイセンサを用いたものがすでに提案され，実用化に向けて開発が進んでいる．近いうちに，寝たきりの患者や看護婦の支援を目的に，病院などにセンサが設置され，使われるようになると思われる．

4.2.3 移動機器

(1) 機器とセンシング

「機器とセンシング」とは，「ヒトの状態を検知し，これを機器の制御パラメータとする」と定義できる．このような機器を理解する上で，実製品に目を向けるとマッサージ椅子が理解しやすい．マッサージ椅子（パナソニック株式会社）は，使用者の体格（骨格），体重，肩や腰の凝り具合を検知し，人体に害のない強度で振動刺激や圧迫刺激を印加することにより，血行促進を図る機器である．この観点に立つと，負荷質量（体重）や肩の凝り具合（硬さ，stiffness）を機器に対する外力と見なし，これに応じた制御パラメータの設定および出力制御を達成することから，「ヒトの状態を検知し，これを機器の制御パラメータとする」という定義を満たしていることがわかる．

(2) 移動機器とセンシング：定義と目的

「機器とセンシング」の定義を「移動機器とセンシング」に沿うように言い換えると，「ヒトの状態およびそのなした仕事量を検知し，これを移動機器の制御パラメータに適用する」となる。したがって，本項の目的はヒトがなした仕事量を力の情報（物理量）としてセンシングし，これを移動機器の制御パラメータとして取り扱う方法を検討することとなる。しかしながら，「移動機器とセンシング」といえば，一般には機器そのもののセンシングがイメージされるのではなかろうか。たとえば，自動車であれば，エンジンの回転数とこれをセンシングするタコジェネレータや，アクセルの開度やハンドルの操舵角それぞれを機械的にセンシングさせることで，燃料の噴出やエンジンの回転数を制御し，車両本体の移動速度やコーナーへの進入角度が決定する。このため自動車の場合，確かにヒトがなした仕事量を検知しており，これを自動車の各制御系における制御パラメータとしている点では本項の目的に沿うように見えるものの，ヒトの状態については一切考慮されていない。本項の目的に沿う自動車を考えるなら，運転手の状態（居眠り，酒気帯びなど）も制御パラメータとして考慮されなければならないと理解されるのではなかろうか。そこで本項では，使用者の状態およびそのなした仕事量をセンシングし制御パラメータとする移動機器に焦点を当て，これを解説する。

(3) 座位移動と立位移動

ヒトの移動形態は「座位による移動」と「立位による移動」とに分類できる。「座位による移動」とは，老齢による下肢筋力の減退，脳神経血管障害による機能不全あるいは下肢切断などによる下肢運動機能障害者を対象とした車椅子による移動方法と読み換えることができる。下肢運動機能障害者には慣習的に車椅子による移動訓練が実施されてきたが，車椅子の長期使用は，さらなる筋力減退を誘引し，基礎代謝の低下あるいは内臓器の機能減退，骨密度低下など2次障害を引き起こす背景ともなる。このため，欧米では立位による運動機能回復訓練が積極的に取り組まれるようになってきている[19][20]。日本においてもこの機運が高まりつつあり，立ち上がり補助機能を有する車椅子の開発なども進められている。しかしながら，車椅子などを用いた座位による移動では，

これまでのところヒトの状態やそのなした仕事量を制御パラメータとして積極的に適用するものはない。このため紙面の都合から，座位による移動についての詳述は他の良書に任せることにする。

ヒトの移動形態としての「立位による移動」とは，ヒト特有の2足歩行運動である。歩行運動に利用される移動機器はCCTA 95（財団法人テクノエイド協会）やISO 9999での分類によると杖や歩行器が該当する。一般に杖や歩行器を使用する歩行運動では，使用者とのインターフェースが存在する。杖なら把持部であり，歩行器ならハンドル部である。杖は視覚障害者にとっては外界の情報を感受するセンサとしての役割を持ち，下肢運動機能減退者あるいは高齢者らには支持ポイントが増設されることによる安定性向上と荷重支持の役割を担う。一方，歩行器の一部はハンドル部に自動二輪車のようにアクセルを付け，アクセルの開度によって電気モータの駆動量を決定し歩行器の車輪に駆動力を与えることで歩行器の移動速度を生成する機能（自走機能）を有するものがある。しかしながら，杖はヒトがなした仕事量を制御パラメータとする必要がなく，杖・自走機能を有する歩行器は共に使用者の状態を検知する機能がないことから，本項で紹介するには不向きである。ハンドル部は歩行器と使用者とのインターフェースであり，使用者がハンドルへ印加する力の方向や大きさにより進む方向やその速度が決定される。この点はヒトのなした仕事量を制御パラメータとして積極的に利用できると判断され，本項の目的に合うのではなかろうか。そこで次に，ハンドル部に印加される力情報を元にした歩行器を筆者らの研究成果や近年の研究動向と共に紹介する。

（4）ハンドル部力ベクトルと歩行運動

図4.9に示すように，歩行運動は左右の脚を交互に振り，かつ単脚支持期と両脚支持期，また単脚内においても立脚期と遊脚期を繰り返す，周期的な運動形態である。したがって，ハンドル部に印加される力ベクトルも周期的になることが予想される。そこで図4.10 (a)に示すように，実際に平坦な路面上での直進歩行中に印加されるハンドル部力ベクトルを前後分力，垂直分力について計測したところ，1歩行周期中における前後分力は右脚先離地直前（右脚による蹴り出し動作時で図4.9中60％付近）に最大となる1周期性の波形，垂直分

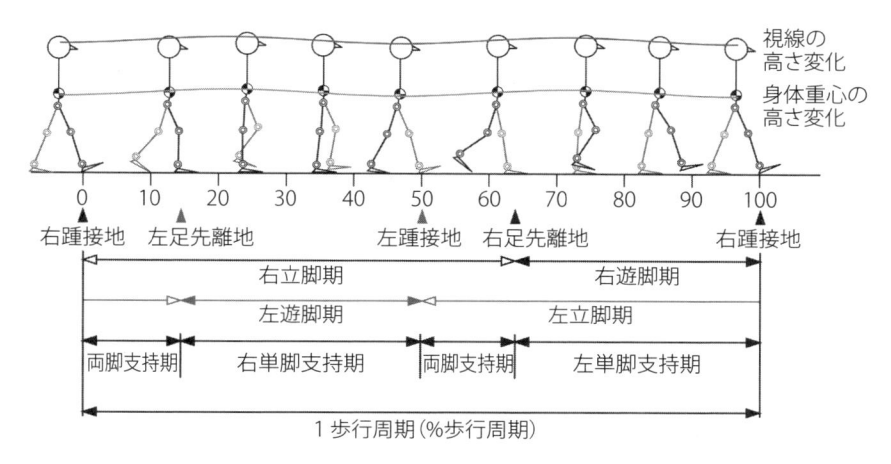

図 4.9　ヒトの歩行運動とその周期

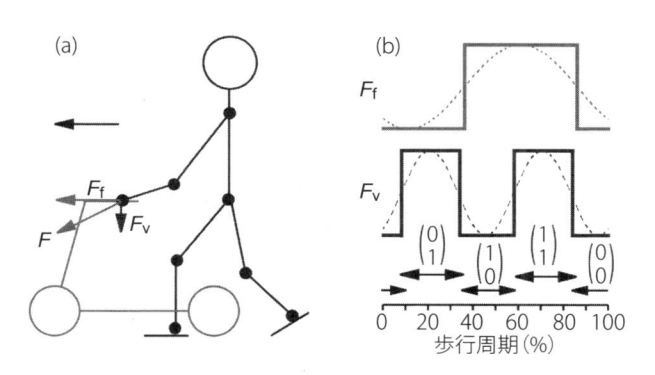

図 4.10　ハンドル部力ベクトル (a) と歩行フェーズ推定 (b)

力は視線や身体重心が最も高い位置となる左／右単脚支持期（図 4.9 中 20 %，70 % 付近）にピーク値を迎える 2 周期性の波形を示した[21][22]。ハンドル部力ベクトルの前後分力と垂直分力の 2 つの分力から，図 4.10 (b) に示すように少なくとも 4 つの歩行フェーズが推定でき，この周期性や波形パターンは歩行速度とは無関係である[21][22]。つまり，ハンドル部に印加される力ベクトルというヒトのなした仕事量から，ヒトの歩行フェーズが推定できるということで

ある。この結果は，将来的には異常歩行の早期発見や転倒の危険性が，ハンドル部力ベクトルから推定可能であることを示唆しており，臨床的意義の高い歩行器開発が期待される。

　さて，歩行フェーズを推定し異常歩行であると判断しても，立位による移動という目的を達成したことになるのであろうか。このような疑問に対する1つの解決策として，近年，台車上に回転ベルト（歩行面）を備え，ヒトがベルトの上を歩く移動速度を増幅して台車を自走させるシステム（Tread-Walk 1，図4.11）が構築された[23]～[26]。このシステムでは，高齢者などの使用者自身は台車に備えられている歩行面上を歩行運動するだけであるが，使用者の歩行運動に連動して移動支援をすることを目的としている。したがって，歩行面は後方に進み，台車駆動輪は前方向へ移動できるように回転することになり，使用者が歩行面上で歩行動作を行った際に歩行面駆動用装置に印加される負荷量（仕事量）に応じて決定される速度で駆動輪用駆動装置が速度制御される。高齢者や障害者などが持続的・健康的に日常生活を営むには，加齢や障害に伴う身体運動機能の低下，それに伴う運動頻度の減少が解決されなければならない。身体機能の低下や運動頻度の減少は，さらなる機能低下を引き起こすという負の連鎖反応を生み出す。この連鎖を最小限に留めるには高齢者や障害者らの残余

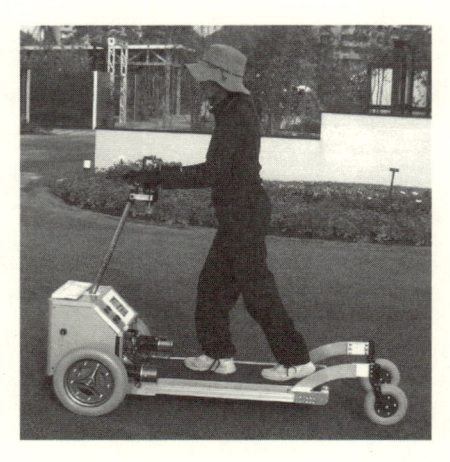

図 4.11　　Tread-Walk 1（写真提供：早稲田大学藤江研究室）

運動機能を積極的に活用する必要があることから，このシステムが持つ臨床的意義は非常に高いことになる。また，このシステムにおいてもハンドル部に力センサを備えることにより，ハンドル部力ベクトルによって歩行フェーズの推定が可能となる。正しくヒトのなした仕事量（歩行運動）を制御パラメータとして積極的に利用しつつ，ハンドル部力ベクトルによって使用者の状態も検知できるシステムが構築されれば，移動機器とセンシングの定義や目的に合致するシステムとなるであろう。

(5) 今後への期待

機器自体のセンシングではなく，機器使用者の状態を把握し，同時に使用者によってなされる仕事量を制御パラメータとするような移動機器は，現在のところ研究段階であり，実用化に至っているシステムは存在しない。しかしながら，高齢者や障害者の爆発的な増加を抱える先進諸国では，本項で述べたように，異常歩行への移行や転倒の危険性が早期に推定可能となるシステム，とくに使用中の状態をモニタリングしつつ使用者がなした仕事量を制御系に反映する移動機器は臨床的意義も高いことから，これからの研究開発動向に期待したい。

4.2.4　パワーアシストシステム

(1) 身近なパワーアシスト

パワーアシストとは，本来非常に力の必要な動作に対して，その半分の力で実行できるようになるなどといった便利な機能である。現在最も広く利用されているパワーアシスト装置は，自動車のステアリングに搭載されるパワステである。ほぼすべての車種に備わっているといえるだろう。車重で地面に押しつけられたタイヤを操舵するにはたいへんな労力が要る。これを解決するために自動車では，エンジンの回転で圧縮された油圧の力を利用して，ステアリングの舵角とタイヤの角度の差を補償する。

自動車におけるパワステは，新たな方式として「ステアバイワイヤ」と呼ばれる電動パワステが登場している。ステアリングと前車輪操舵機構が機械的に

分離し，電気信号でつながれたシステムである．電気モータの性能向上によって油圧機構を電動機構に置き換え可能となったことで，小型化・軽量化が実現されているのである．自動車を例にあげたが，基礎技術の進歩によって，福祉においてもパワーアシストが身近になりつつある．本項では車いすのパワーアシストと，筋電などによる上肢下肢のパワーアシストについて概説する．

(2) パワーアシスト車いす

　動力を備えた車いすは大きく分けると3タイプになる．ジョイスティックなどの操作器を手元や足元，顎下などに設置して操作する電動車いす，介助者が車いすの背後から押すためのハンドルにスロットルを内蔵した介助用電動車いす，搭乗者自身が車いす後輪に備えたハンドリムをつかんで漕ぐことで移動するパワーアシスト車いすの3タイプである．拡張タイプとして，この3タイプを組み合わせた形体も登場している．このうち，本項で取り上げるパワーアシスト車いすは汎用の車いすのフレームに，車輪を動力内蔵式の車輪に入れ替えるだけで済む．代表的な市販品では，アルバジャパン「e-motion：イーモーション」や，ヤマハ発動機「JW-II」があり，OEM供給などによりさまざまなバリエーションで世界的な広がりを見せている．図4.12，図4.13に市販化されているパワーアシスト車いすを紹介する．

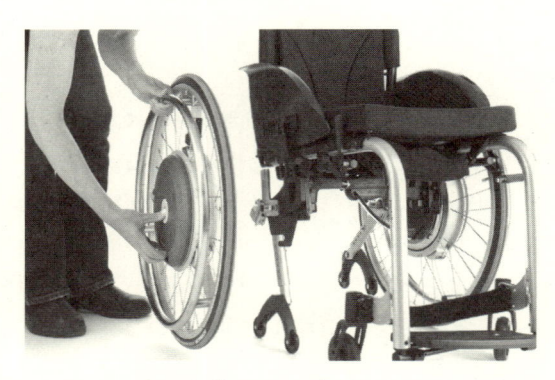

図4.12　パワーアシスト車いす「e-motion」　（写真提供：株式会社アルバジャパン）

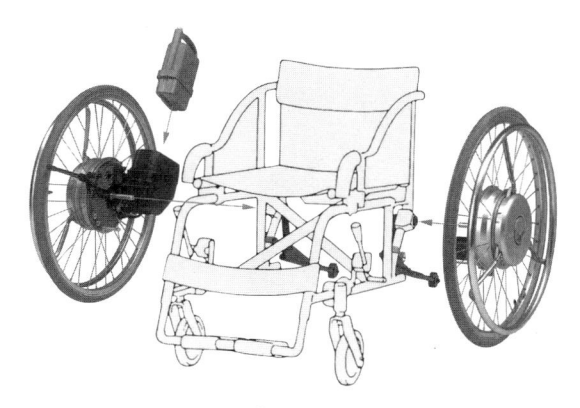

図 4.13　パワーアシスト車いす「JW-II」（写真提供：ヤマハ発動機株式会社）

　人の手でハンドリムをつかんで漕ぐ車いすの車輪は，回転範囲が有限な自動車のステアリングと異なり，回転範囲に制限がない．したがって，車いす本体と車輪（ハンドリムを含む）とは電気的に非接触でなければならない．実現の方法としては，駆動機構と力検出機構を車輪自体に内蔵すること，または，駆動機構を車体側へ配置し，力検出機構のみを車輪へ内蔵することの2通りが存在する．「e-motion」はハンドリムの力検出部，モータ機構部，電池を車輪側に内蔵する方式を採用しているため，車体側は取り付け金具程度の装着のみとなり，収納性に配慮した構造となっている．「JW-II」は，電池とモータ機構を車体側へ固定し，車輪側はモータの出力を受けるドリブンギアとハンドリムの力検出部を内蔵するセパレート方式を採用している．セパレート方式では，ハンドリムに加わる力を電気信号として非接触で車体側へ伝えなければならない．そこで，図4.14に示すように車体側に固定された1次側コイルと車輪側に固定された2次側コイルを搭載している．車輪側にあるハンドリムはバネ構造で車輪に固定され，ハンドリムに回転力が加わると，このバネ構造に変位が生じる．車輪に取り付けられた角度センサがバネの動きを抵抗値に変換する仕組みとなっている．車体側に固定された1次側コイルでは，2次側のインピーダンスの変化に応じて流れる電流値が変化することになる．このようにして非接触にハンドリムに加わる力を車体側のモータ駆動部へ伝達するという方法が実現

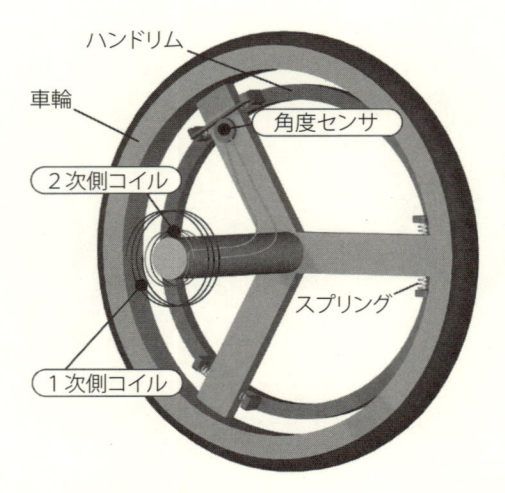

図 4.14　車いすの車輪に内蔵されるフォースセンサ機構

できる。

　パワーアシストシステムにおいては，単純に腕力や脚力を増幅するということではなく，目的や作業内容に応じた特性が考慮される。車いすの場合では，走行抵抗の大きい路面の影響を抑え，路面環境に左右されずに快適に平坦面で車いすを漕ぐような感覚を提供することに目的の重きが置かれる。そこで，パワーアシスト車いすの持つ独自の機能の1つに模擬慣性走行機能というものがある。重量の軽い状態での車いすは，ひと漕ぎで手を放しても慣性での走行が持続する。車いすの操作が軽くなったという印象を持ってもらうには，この慣性走行が必須となる。

　図 4.15 に模擬慣性走行機能によるモータ出力の様子を紹介する。手でハンドリムをつかんで漕ぐことにより，ハンドリムに回転トルクが生じる。これが入力トルクとなり，モータ側の出力トルクが車輪に加わる。絨毯や芝生など走行抵抗の高い環境でも急激な減速を抑制し適度な慣性走行を行うために，ハンドリムから手が離れた後もモータの出力トルクは緩やかな下降線をたどるように，入力トルクを通すフィルタ（ローパスフィルタ）のパラメータを変化させている。入力トルク上昇時には，モータは速やかに応答し，入力トルク下降時

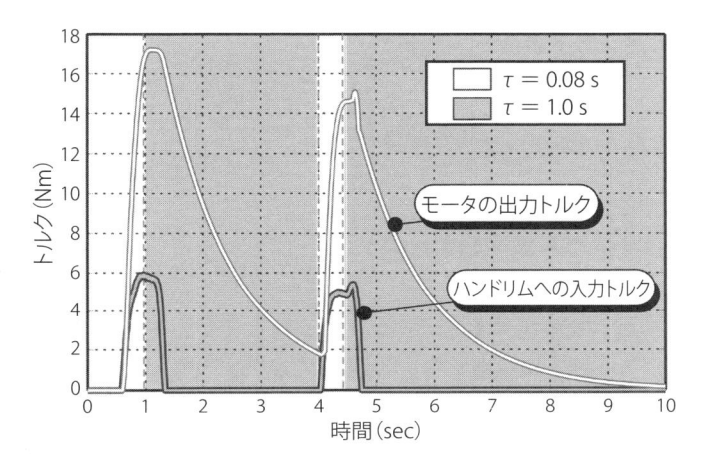

図 4.15　パワーアシスト車いすに見る模擬慣性走行機能

には，ゆっくりとした応答となるような時定数を設定することで模擬慣性走行機能は実現される。

　また，モータによる駆動力の増幅が車いすの移動を快適にするが，その副作用として後方転倒が起こりやすくなるという問題を孕んでいる。市販品では，転倒防止バーを装着して機構的に安全性を高める方法をとっている。一般の車いすでは，操作者自身が転倒を予見して漕ぐ力を制御するものであるが，パワーアシスト車いすの場合には，駆動力が大きく即座に転倒してしまうために，操作者自身の対応では間に合わない可能性が高い。転倒防止バー以外の技術的な解決方法として，畠ら[27]はパワーアシストの比率を可変とすることを提案している。転倒は，車いすの車体が後方へ角速度を持つことから始まる。この角速度と車輪の駆動トルクとの関係が後方転倒を起こす領域に達しないようにモータの出力トルクを減じるのである。

　このように，車いすにおけるパワーアシストは，車いすの操作に特化したシステムを有する。安全性と快適性を両立しなければならないパワーアシスト技術で，応用対象の目的に即した仕様設計が必要であることの一例として紹介した。

(3) パワーアシスト装具

　動作支援を目的としたパワーアシスト装具は，自動車のパワステや車いすのパワーアシストシステムに比べ，普及しているとはいい難いが，今後の我々の生活や労働に大きな影響を与えるものとして期待が高まっている。麻痺した上肢下肢のわずかな筋肉の活動を高精度なセンサで検出して本来の動作を再生することや，高負荷な労働を支援するプロフェッショナルユースなものまで用途は幅広い。

　上肢下肢の動きを検出する手段には，関節角度の変化を捉える角度センサ以外に，動きの源である筋収縮を捉える筋電センサなどがある。さらには，Koikeら[28]の報告によれば，脳の第一次運動野の神経活動を捉えることで，筋収縮が起こるよりもおよそ 17 ms 早く筋収縮量を推定することが可能であるらしい。筋収縮により生じる筋電も関節角度の変化が起こるよりも数十 ms 早く検出されるため，角度を捉える方式に比べて動作の遅れを完全になくした滑らかな動作支援が可能であると考えられる。

　筋電を利用した実用的な製品が市販化されているが，パワーアシストを目的としたものではなく，電動義手の手指開閉やひじの屈伸を制御するものである。筋電は数十 μV 程度の小信号であり，人さし指の先程度の大きさのアクティブ筋電電極で検出・増幅して，筋活動に応じた制御信号を出力する。かつては，蛍光灯などからの電磁波ノイズの影響を受けやすく，誤動作の多いことが問題とされていたが，近年では開発が進み，高い信頼性を確立している。筋電の用途拡大が期待される。

4.2.5　コミュニケーション

　人間はコミュニケーションを行う動物である。コミュニケーションを行うことで意思の伝達が行われ，社会および組織として協調的な活動を行うことになる。現代のコミュニケーションを考えた場合には，次の 2 つが考えられる。

　1 つは人と人とのコミュニケーションであり，もう 1 つは ICT などを通じてのコミュニケーションである（図 4.16）。人と人とのコミュニケーションは face-to-face で行われる場合であり，表情・ジェスチャーなどの非言語表現と音

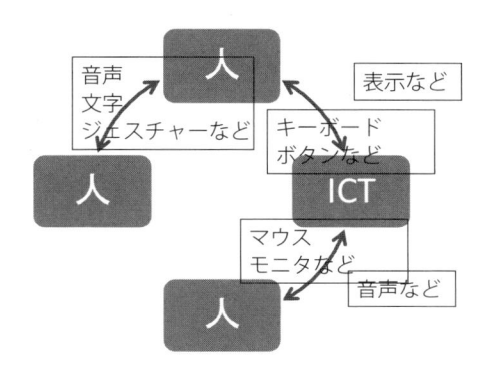

図 4.16 人と人，人と ICT の関係

声による言語表現を通じてリアルタイムにて行う。また，現代では，携帯電話などの ICT を利用することにより電子メールなどの場所や時間を限定しないコミュニケーションが可能である。前者は親密なコミュニケーションが可能であり，後者は情報環境の向上や整備により，現代においては重要な地位を占めている。

高齢者や障害者では，肉体的な制限により，これらの表現を的確に行うことができない場合がある。これらの肉体的な制限を緩和し，高齢者や障害者のコミュニケーション能力を向上させるためにも，ICT が利活用されている。

一般に障害者の暮らしに対する全般的な支援技術は，アシスティブテクノロジー（Assistive Technology）と呼ばれる。段差を解消したノンステップバスや音響式信号機などは，すべての人が同じように生活するための技術であり，障害者と健常者の間にある障害をなくすことから「バリアフリー」といわれる。それに対してアシスティブテクノロジーは，車いすのように，個々の障害自体を補い障害者の生活を助ける技術自体を指す言葉である。アシスティブテクノロジーを利用することにより，障害者が健常者と対等なコミュニケーションを行うことが可能となる。

アシスティブテクノロジーの身近な具体例としては，コンピュータの OS などによる高齢者・障害者対応があげられる。具体的には，Miscrosoft 社製 WindowsXP では，アクセシビリティ機能として

- 文字や画面を見やすくする
- サウンド機能を視覚化する
- キーボードやマウスを使いやすくする

を意識して設計されており，対応する機能としては

- 視覚障害：画面拡大機能，コントラスト変更
- 聴覚障害：警告音の代わりに画面点滅
- 肢体不自由：マウス操作ができない場合のキーボードによる Web ページの操作

などを備えている。また，別のソフトやハードを組み合わせることで

- 視覚障害：スクリーン・リーダー（読み上げソフト），点字ディスプレイ
- 肢体不自由：大型キーボード

などもサポートしている。

　また，健常者も障害者も同様に情報アクセスできる環境整備という点では，Web アクセシビリティがあげられる。Web は現代において情報収集になくてはならない存在である。Web アクセシビリティは，Web へのアクセスを障害の状態に関係なく行うことができるように決められた規格である。Web アクセシビリティは JIS により標準化され，JIS X8341-3（ウェブコンテンツ JIS）「高齢者・障害者等配慮設計指針－情報通信における機器，ソフトウェア及びサービス－第 3 部：ウェブコンテンツ」として公開されている。具体的には，スクリーン・リーダーを活用しているユーザのために，画像情報には画像が何を表しているのかを説明する文章を記載するなどがあげられる。作成者側には利用者の状態などを理解し，それぞれの障害を持つ人が情報にアクセスしやすいページを作成することが求められている。しかも，上記の JIS 規格を遵守することは，それほど多くの作業を必要とせず，一般的な Web ページ作成と同等に行うことができる。ページ作成時に，多くの人が情報にアクセスできるように意識し，作成することは，障害による情報格差を是正する第一歩だといえる。

いろいろな障害を持つ人のコミュニケーションを考えた場合，障害の場所と程度により求められる技術が異なる。求められる技術を代行する対象により分類した場合には

- 感覚代行（視覚障害，聴覚障害）
- 入力代行（音声機能障害，身体障害）
- 動力代行（義手・義肢）

に分けられる。

動力代行は昔から開発されているものであり，代表的なものは義手や義肢と呼ばれるものである。現在では，物理センサの能力向上とICTの技術革新により，健常者の動作により近いものが開発されており，アクチュエータを電子制御した補助動力付きのものも存在している。

感覚代行では，Webアクセシビリティで紹介した，視覚障害者を対象としたWebページを読み上げるスクリーン・リーダーやページの一部分を拡大して表示させる画面拡大ソフト，表示内容を視覚から触覚に変換する点字ディスプレイなどがあげられる。これらの技術は1980年代後半から開発が進み，2000年ごろには一般的なものとして認知された。先端技術では，基礎研究レベルであるが人工網膜などの研究が行われている。

入力代行の研究では，音声機能障害や身体障害を持つ人のために，コミュニケーションの支援を行うもの，電気機器のリモコン操作やパソコンのキーボードの代わりを行うものがある。

たとえば，発声機能に障害を持つ人が健常者とコミュニケーションをとる場合には，筆談などが行われるが，この方法は筆談ボードなどがあればいつでも利用できる。しかし，その反面，複雑な意思の伝達には向かない。この場合，聾者同士では手話を用いて会話を行うことになるが，健常者の多くは手話を話すことはできない。この場合，どのようにして手話を知らない健常者が聾者とコミュニケーションをとるのかという問題は，ICTを活用したアシスティブテクノロジーによって改善される。

入力代行では，障害の程度により入力に利用するインターフェースが異なる。身体障害は千差万別であり，一人一人で大きく異なるが，一般に肢体不自

由障害の場合でも，視線や呼気は利用できる．

具体的な入力代行に関するシステムとして，ここでは手話認識システム，視線入力装置，呼気スイッチについて説明する．

(1) **手話認識システム**

手話は，手や指だけでなく，顔の部位などを含めて表現を行う視覚言語である．日本では，聾者間で広がり日本語とは別の文法を持つ日本手話（Japanese Sign Language）と，日本語と手話とをほぼ一対一に対応させた日本語対応手話（Signed Japanese）に分類できる．また手話は世界共通ではなく，その国ごとで異なる．手話を利用すれば，音声言語と同等なコミュニケーションをとることが可能である．

手話認識システムは，手話を話す人と話せない人とがインタラクティブにコ

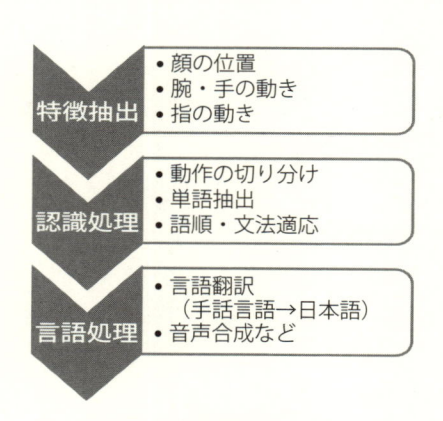

図 4.17　手話認識の処理フロー

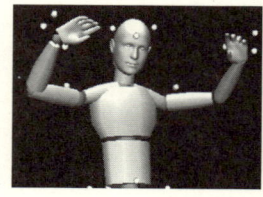

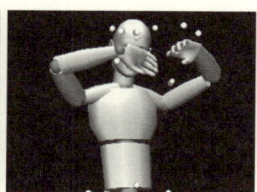

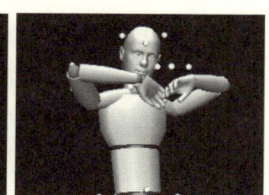

図 4.18　モーションキャプチャーによる特徴抽出

ミュニケーションをとることを支援するシステムである。一般に手話認識システムの処理は図4.17のように分割できる。

特徴を取得するには，手袋に多数のセンサを取り付けたデータグローブなどの装着デバイスを利用するものと，カメラなどにより撮影された情報を元に画像認識を行うものに分けられる。前者では正確な手話の動作を取得することが可能であるが，装着の手間がかかる。後者の場合には，装着などの手間や機器の持ち運びがない代わりに，画像から手などの動作を切り出し，認識する必要があるため，その精度に問題がある。実際に日本手話を文章として認識する場合には，頭や顔などの動きを含めて取得する必要がある。

次に認識した動作を音声認識モデルと同様に隠れマルコフ連鎖モデルなどを用いて単語単位に分解するとともに，頭などの他の動きなどと併せて文法に対応させることになる。

最後に，単語および文法解析を行った結果，手話はコンピュータに認識されることとなる。その後，日本語などの文法および単語に対応させ，表示または発音させることになる。

(2) 視線入力装置

視線入力装置は，眼球運動を検出することにより，画面上のどのポイントを指し示しているかを認識し，入力などを行うものである。実際の動作は，眼球

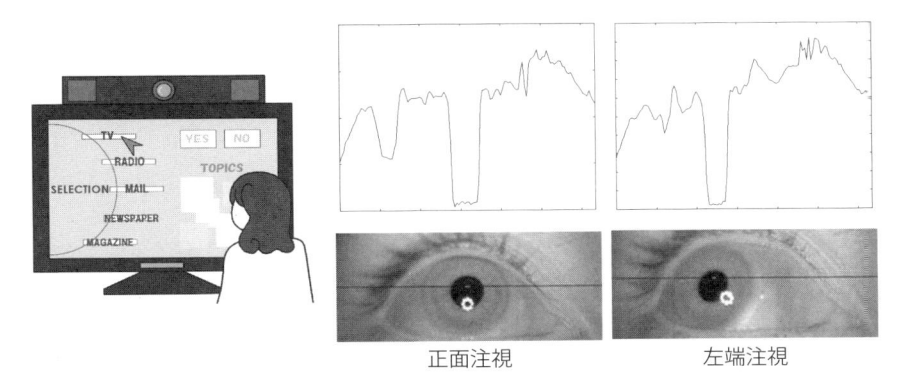

図4.19 輝度波形からの黒目位置検出および視線方向推定

の黒目に注目し，視線の先を推測することにより行う。黒目の認識のために，ディスプレイ上部にカメラを設置し，カメラ近傍からごく弱い赤外線を照射し，瞳孔および角膜反射点を認識する。

　利用時には，測定された瞳孔および角膜反射点と事前に設定された基準位置との差により，視線の先を推定することとなる。また，瞬きや注視状態などの目全体の運動を連続して捕らえ，視線先アイコンの選択，クリックなどの状態決定などを行う。

(3) 呼気スイッチ

　障害を持つ人は，場合により障害に応じたスイッチやセンサで機器をコントロールする必要がある。そのため身体動作の残存機能に応じた多様なスイッチが市販されている。呼気は人間の生存機能として不可欠であるために，呼気スイッチは高度の肢体障害でも利用可能である場合が多い。呼気スイッチは，スイッチ部に取り付けたチューブに軽く息を吹き込むことにより動作する。息を吐くことによる1スイッチや，吐く・吸うことを分ける2スイッチ，息の吐きかたにより状態を変えられるスイッチなど多種多様なものが開発されている。

　実際の利用にコミュニケーション支援を行う場合には，動作を測定するセンサ，センサ情報を処理し意味を理解するための情報処理という2つの密接に組み合わさった技術が必要となる。現在，情報処理技術は目覚ましい進化を遂げているが，実際にこれらの技術が家庭に入るためには，安価・頑丈・軽量など，身に着けていても気にならないセンサの開発や，CCDなどにより外部から簡単に情報を収集できる機器の開発が重要である。

4.2.6　脳のセンシング技術を用いた新しい福祉機器

(1) 脳からの信号を利用する

　脳からの信号を計測し，それを利用して機器操作を行い，運動やコミュニケーションの補助，生活環境の制御などを行おうとする，「ブレイン-マシン・インターフェイス」(Brain-Machine Interface；BMI) もしくは「ブレイン-コ

ンピュータ・インターフェイス」(Brain-Computer Interface；BCI) と呼ばれる新技術が注目されている。このブレイン-マシン・インターフェイスが注目されている背景には，昨今の脳信号を計測するセンシング技術および脳信号を解析する手段の進歩や，脳をシステムとして理解することを目的とするシステム神経科学の発展などがある。これらをもとにして，近年ブレイン-マシン・インターフェイスが現実味を帯びてきたが，これまでもその関連技術は生み出されてきていた。その成功例としては，人工内耳があげられるだろう。また，脳神経外科にて行われてきた脳深部刺激といった治療法も，関連技術としてあげられる。こうしたこれまでの取り組みに加えて，近年注目されているブレイン-マシン・インターフェイスでは，より積極的に脳からの信号を利用して，義手，電動車いす，コンピュータ，ロボットなどの機器を操作し，運動やコミュニケーションの補助，生活環境の制御などを行おうとする。さらに，機器から脳へ信号をフィードバックさせ，脳と機器との間で相互作用させる将来技術も提唱されている（図 4.20）。

　このブレイン-マシン・インターフェイスを実用化するには，脳からの信号を計測するセンシング技術を確立することが重要となる。実際，この脳からの信号を計測するセンシング技術によりブレイン-マシン・インターフェイスは大きく 2 つに分類されており，電極を刺入する単一神経細胞活動記録手技の利用など手術が必要なものは「侵襲型」ブレイン-マシン・インターフェイス，頭皮

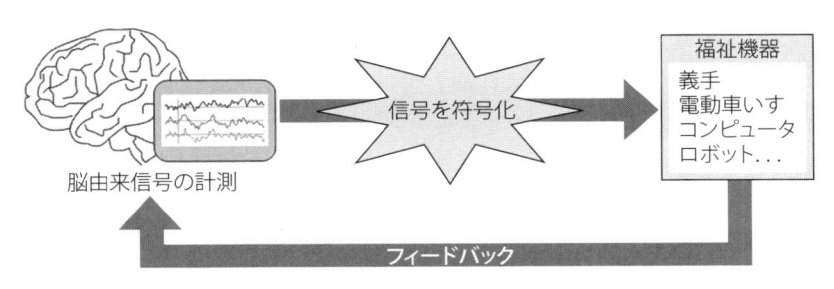

図 4.20　ブレイン-マシン・インターフェイスの概念図

ブレイン-マシン・インターフェイスについて，脳と機器との相互作用をもとに概念図として示している。

に電極を貼り付けて電位を記録する脳波（Electroencephalography；EEG）など手術が必要ないものは「非侵襲型」ブレイン-マシン・インターフェイスと呼ばれている。ここでは，脳からのセンシングを行うことで可能となるこのブレイン-マシン・インターフェイスに関するこれまでの研究と最新の動向を紹介する。

(2) 手術が必要なブレイン-マシン・インターフェイス

手術が必要なブレイン-マシン・インターフェイス技術は，侵襲型ブレイン-マシン・インターフェイスと呼ばれる。脳の神経細胞から侵襲的に計測された信号を用いて外部の機器を操作しようとするアイデアは1980年代からあったが[29]，研究の展開には科学技術の発展を待たねばならなかった。今日ブレイン-マシン・インターフェイス技術が着目される端緒の1つとなったのは，1990年代に行われたデューク大学のNicolelisらの研究である。ラットの一次運動野から多数の単一神経細胞活動を記録してその信号をロボットアームに送ると，ラットがそのロボットアームを，単純な動きではあるものの制御できるようになることを示したのである[30]。その後も，慢性埋め込み電極の工夫などを積み重ね，実用化に向けての基礎技術開発が進められている[31]。

これらのブレイン-マシン・インターフェイス研究を支えているのが，HubelとWiesel[32]やEvarts[33]の研究などを起源とする，サルなどの動物の脳に電極を刺して神経細胞活動を記録する研究である。これらの研究で，脳の中で神経細胞の発火パターンがどのような情報をコードしているのかということが地道に調べられてきた。運動制御に関しての研究では，たとえばFetzらは，一次運動野の神経細胞の発火確率と筋張力との間で相関があることを報告している[34]。また，画期的であったのは，Georgopoulosらの研究だろう[35]。この研究では，一次運動野の神経細胞活動の記録から，神経細胞の発火パターンが運動の方向をコードしていることを示した。こうした基礎研究の積み重ねを背景として，近年は，よりブレイン-マシン・インターフェイスへの将来応用を期待させる研究もみられ，たとえば記録された単一神経細胞の発火パターンから，より複雑な腕の動きを再現するために有用な情報を引き出す研究も行われている[36]〜[38]。また最近では，デューク大学で計測した歩行中のサルの脳か

らの信号をATR脳情報研究所に送り，人型ロボットの下肢を制御する実験も成功している。

1960年代，70年代に行われていたFetzらの研究は時代を先取りしたものとして名高い[39][40]。この一連の研究では，サルが随意運動を行っている際に大脳皮質から単一神経細胞活動の記録を行い，その発火頻度を感覚刺激に変換してフィードバック刺激として提示すると，サルが発火頻度を変化させることができるようになることを報告した。またFetzらは近年，これまでの一連の研究を発展させ，一次運動野の単一神経細胞活動の記録を行い，さらにその信号をフィードバックさせて今度は脳の別領域の刺激を行ったところ，記録していた神経細胞の特性が変化した，という画期的な研究を行った[41]。脳からの信号を取り出して機器につなぎ，さらに同機器からの信号を脳にフィードバックするといった閉回路を作成することで，脳の可塑性を誘発する，つまり脳そのものを再構成させ失われた機能を復活させていくことが期待されている。

この他，脳神経外科手術中に人間の脳表（硬膜下）に留置した電極を利用し，脳からの信号を計測してブレイン-マシン・インターフェイスに将来応用できる情報を取り出そうとする基礎研究も行われている。

ここで紹介した研究は，直接的な医療・福祉への応用へはまだ距離があると考えられるが，すでに米国では，こうした侵襲的な方法を用いた臨床研究も始まっている。まだ技術的に解決すべき問題を多く残すため，早期の実用化は困難と考えられるが，これらの技術を発展させていくことで，より細かな運動の補助が行える自由度の高い義手が作成される，といったことが期待されている。

(3) 手術のいらないブレイン-マシン・インターフェイス

脳に電極を差し込むなど，手術を行う必要のある侵襲型ブレイン-マシン・インターフェイスに対して，手術を行う必要のないものを，非侵襲型ブレイン-マシン・インターフェイスと呼ぶ。計測方法としては，頭皮に電極を貼り付けて電位を記録する脳波（Electroencephalography；EEG）が比較的簡便であり歴史も古い。Fetzらが単一神経細胞活動を記録してブレイン-マシン・インターフェイスの先駆的研究を行っていた頃，脳波を用いて同様の先駆的研究も行わ

れていた。その研究では，脳波信号を計測してこれを感覚刺激に変換しフィードバックすることで，被験者がα波のリズムを制御できるようになったとしている[42]。そしてこうした技術は，単純な1次元の情報を引き出すブレイン-マシン・インターフェイス技術へと応用されていった[43]。

近年，非侵襲脳機能計測が人間の脳の機能を評価する方法として脚光を浴びていたが，ブレイン-マシン・インターフェイスの計測法としては，侵襲型のものでなければより複雑な（多次元・多段階の）情報を引き出すことができないと考えられていた。こうした状況を一変させたのが，Wolpawらによる研究である[44]。この研究では，脳波を用いたブレイン-マシン・インターフェイスにより，2次元のカーソル制御に成功している。脳波の周波数成分に着目し，β帯域（24 Hz）のパワーを垂直成分の移動に，μ帯域（12 Hz）のパワーを水平成分の移動に用いるなどした。時には何週間ものトレーニングが必要であるものの，1～2秒程度で90％程度の正確さで2次元のカーソル制御を成し遂げた。

感覚運動の変換過程における脳波の周波数特性は，感覚運動リズム（Sensorimotor Rhythm；SMR）とも呼ばれ，ブレイン-マシン・インターフェイス関連の研究で注目を集めている。Pfurtschellerらは運動関連課題を行う際に計測したデータを多く扱ってきており[45]，運動イメージを反映する事象関連成分を解析し，β帯域の同期[46]や，μ波の脱同期[47]が起こることを報告した。この脳波の周波数特性に着目した研究では，手首の運動イメージを行う課題を用いると，頸髄損傷者と健常者がともに，μ帯域のパワーが感覚運動領域で抑制され，後頭領域で促進されるという結果も報告された[48]。

また脳波では，P300などの認知機能を反映する成分への着目も，とくにブレイン-マシン・インターフェイスのコミュニケーションへの応用を視野に置いた研究でなされてきている。たとえば近年，筋萎縮性側索硬化症（Amyotrophic Lateral Sclerosis；ALS）などの患者にて，応用研究が報告された[49][50]。ALS患者への脳波を用いたブレイン-マシン・インターフェイスの適用は，周波数特性に着目した研究でも行われており[51]，今後もそれぞれの手法でのさらなる技術開発が進んでいくと共に，実用性の比較検討もなされていくだろう。

脳波のほか，機能的磁気共鳴画像（functional Magnetic Resonance Imaging；fMRI）や近赤外分光法（Near Infrared Spectroscopy；NIRS）を用いるブレイ

ン-マシン・インターフェイス研究も行われ始めている。また，fMRI や脳磁区（Magnetoencephalography；MEG）など，それぞれ高い空間分解能や時間分解能にて非侵襲脳機能計測を可能とする装置を組み合わせることで，脳からより多くの情報を取り出しこれを利用して，効率的なブレイン-マシン・インターフェイスの開発を目指す研究の重要性も示唆されている[52]。

(4) ブレイン-マシン・インターフェイスによる生活環境制御

国立障害者リハビリテーションセンター研究所・感覚機能系障害研究部感覚認知障害研究室では，視覚刺激に対して誘発される脳波成分に着目したブレイン-マシン・インターフェイス研究を行っている。このなかで，視覚刺激にて誘発された脳波信号をもとに，ライトの点灯やテレビのチャンネル切り替えといった家電などの操作を行うシステムを開発した。このシステムでは，操作パネル上に配置した文字や記号からなる視覚刺激を提示しながら，頭皮上に装着した脳波電極から信号を計測し，それを解析することで，提示した記号や文字のうちどれを注視しているのかを判別し，その特定されたコマンドを赤外線で家電などの機器に送る。こうすることで，手足を動かさずに脳からの信号だけで機器を操作することが可能となる。

操作パネルとしては，Donchin らによって提案された P300 スペラー[53] と呼ばれる方式を変更した。この P300 スペラーでは，6×6 マスのマトリクス上にアルファベットと数字を配置しており，マトリクス上のセルを1行または1列ずつ同時に強調表示するといった手法を用いることで，被験者が注視しているセルに特徴的な脳波信号を誘発し，これによって行と列をそれぞれ特定する。今回はこれを拡張し，3×3 マス，6×4 マス，8×10 マスのマトリクスからなる操作パネルを用意し，それぞれを，デスクライトおよび家庭用ロボットの操作，テレビの調節，ひらがなワープロの入力に用いた。

本システムを用いて，頸髄損傷により四肢麻痺のある人を被験者とした実験を行い，これに成功した[54]（図 4.21）。成功したオンラインの機器操作は，デスクライトの点灯・明るさ調整・消灯，テレビをつける・音量を調整する・チャンネルを変える・消す，家庭用ロボットを動かす（前進・旋回），ワープロでひらがなを入力する，といったもので，この被験者はこうした操作を，お願

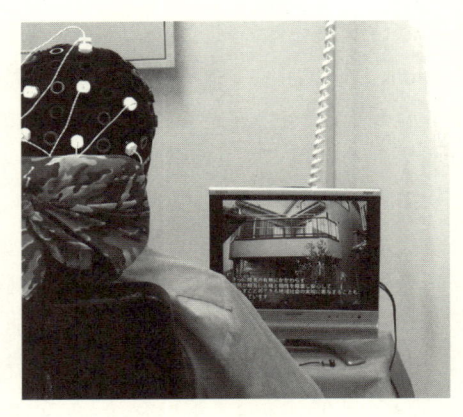

図 4.21　四肢麻痺の障害者が脳からの信号でテレビのチャンネル操作に成功

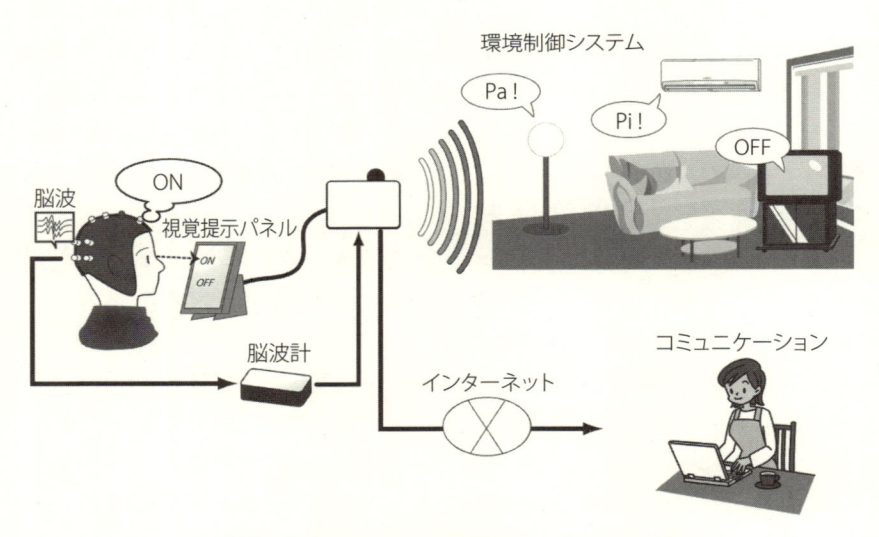

図 4.22　BMI 型生活環境制御システムの概念図

いした 28 回のすべてにおいて思い通りに行うことができた．

現在は，独自の脳波計や BMI システム開発といった機器開発系の研究，さらには効率的な視覚刺激法の検討 [55] や，誘発脳波生成の背景にある脳内情報

処理を脳磁図（MEG）にて探る研究など，複合的アプローチにより研究を展開している。こうしたブレイン-マシン・インターフェイス技術を発展させることで，脳からの信号で操作できるインテリジェントハウスの開発が可能となる（図 4.22）。

(5) 今後の課題

先述のように，近年ブレイン-マシン・インターフェイスが脚光を浴び，さまざまな研究開発がなされている。しかし，現時点ではまだ患者・障害者を被験者とした研究や，実用化を直接の視野に入れた研究は多くない。実際にこうしたブレイン-マシン・インターフェイス技術の応用を考えていく場合，より侵襲度が低く，判別までの時間も短い手法の開発が望まれる。また，これまで用いられてきた生体由来信号，たとえば筋電や pH メーターなどとの有用性の比較検討も必要と考えられる[56]。ブレイン-マシン・インターフェイスを，2 値の符号化信号といった単純な信号を取り出すために用いるのであれば，これらの従来の方式とすぐに置換される場面は限られてくるかもしれない。ユーザーからさらにニーズを調査していくことや，ユーザーと開発中の技術の評価を積み重ねていくことも必要と考えられる。

もちろん，脳から取り出す符号化信号が複雑（多次元・多段階）であることが望ましく，こうした技術が確立すれば，たとえば自由度の高い義手をブレイン-マシン・インターフェイスで操作することが可能となる。また，機器から信号を脳へフィードバックして脳の可塑性を誘発する技術が実現すれば，より幅広い応用へとつながる。

脳からのセンシングに関してもさらなる研究開発の必要性がある。非侵襲型ブレイン-マシン・インターフェイスでは，まず着脱の容易な脳波電極の開発が重要だろう。頭髪があるため困難だが，ペーストの必要ないドライタイプのものが望まれる。また侵襲型ブレイン-マシン・インターフェイスでも，多次元情報の抽出が可能で，また人間に対しても感染などの合併症を引き起こさずに長期間留置を行いうる電極の開発が重要となる[31][57]。

(6) おわりに

　昨今の脳信号を計測するセンシング技術および脳信号を解析する手段の進歩や，脳をシステムとして理解することを目的とするシステム神経科学の発展などを背景として，ブレイン-マシン・インターフェイス研究が盛んに行われている。ブレイン-マシン・インターフェイス技術の応用・実用化には，基礎医学・臨床医学と工学などの，分野間のこれまで以上の連携が不可欠と考えられる。また，応用への取り組みを進めていくためには，倫理的な問題に十分に配慮しながら進めていくことが前提となるだろう。ブレイン-マシン・インターフェイス技術をさらに研究開発していくことで，外傷や神経難病などにより四肢の運動麻痺や発話の困難を伴い，日常動作やコミュニケーションに支障をきたしている患者・障害者の自立支援へとつなげたい。

4.3　人間環境のセンシング

　我々の周囲にはさまざまな機器や構造物があるが，過去には各種インフラの急速な整備が行われてきた。しかし，一通りのインフラの整備が完了した現在において，今後の方向性を示しているのは安全で安心なシステムの構築である。さらに，快適性もこれに加えて重要である。だれもが安心・安全・快適な生活を過ごせるようにするシステムの構築概念として，ユニバーサルデザインがあり，ここではまずその紹介を行う。その後，安心・安全・快適性を保障するシステム構築の一環として重要となる，周辺環境情報と身体情報を総合的に取り扱うセンシングシステムの紹介を行うこととする。

4.3.1　ユニバーサルデザイン

　我が国は，20世紀を中心として進められた近代化，産業化を通じて，世界でも有数の経済大国となった。とりわけ，戦後の半世紀には，急速な都市化と産業化を経験し，それに適したまちや交通体系を築き上げてきた。これらは，成長を基調とする社会に適したものであった。

　しかしながら，21世紀に入った今日，我が国の社会は大きな変動期に直面

している。急速な高齢化と少子化が同時進行し，かつて経験したことのない人口減少社会を迎えようとしている。こうした社会では，高齢者がさまざまな生きかたを主体的に選択することができるよう配慮した自立支援の施策などが進められている。女性も男性も互いにその個性と能力を十分に発揮できる男女共同参画社会の実現に向けた取り組みが進められている。

障害者や高齢者が自己選択と自己決定の下に社会のあらゆる活動に参加，参画する共生社会の実現が求められており，障害者や高齢者が自らの能力を発揮し，自己実現できるよう支援するための諸施策などが進められている。さらに，国際化が進むなか，ビジネス，観光などさまざまな領域で外国人の我が国社会とのかかわりが深まっている。このように一人一人がその個性と能力を発揮し，自由に参画し，自己実現を図っていけるような社会づくりに向けて，取り組むべき時代に直面している。こうした社会の実現に向けて21世紀の社会を支える社会資本・交通・情報の整備について，「どこでも，だれでも，自由に，使いやすく」というユニバーサルデザインの考えかたを推進する必要がある。

"ユニバーサルデザイン"は"バリアフリー"とよく同一視されがちであるが，"バリアフリー"は障害者や高齢者が生活していくうえで障害となるバリア（障壁）を取り除く（たとえば階段のスロープなど）ことを主な目的としているのに対し，"ユニバーサルデザイン"はだれもが人生の間には何らかの障害を持ちうるという発想を元に，改善や特殊に設計されるのではなく，初めから障害を感じさせない，つまりはだれもが使いやすいデザインであるということを前提としている。

故ロナルド・メイス（ノースカロライナ州立大学（アメリカ））が提唱した"ユニバーサルデザイン"の「7つの原則」を以下に示す。

① だれにでも公平に利用できる
② 使う上で柔軟性に富む
③ 簡単で直感的に利用できる
④ 必要な情報が簡単に理解できる
⑤ 単純なミスが危険につながらない
⑥ 身体的な負担が少ない

⑦ 接近して使える寸法や空間になっている

では，この7つの原則に基づいて，身近にあるユニバーサルデザインにはどのようなものがあるか考え見渡してみると

- 凹凸の差異によりシャンプーとリンスを区別できるボトル
- お金を入れる場所や取り出し口が低い自動販売機
- 車椅子の人や子ども，お年寄りも乗り降りが楽なノンステップバス
- センサつきの自動ドア
- ノブよりも手の操作が簡単なレバーハンドル

などがあげられる。

こうしてみると知らないうちに使っているものも多いのではないだろうか。特別に意識もせずに，でもみんなが快適に暮らせるなら，こんな素敵なことはないと思われる。あなたは日々の生活のなかで，街のなかで，いくつ見つけられるだろうか？

それでは次に視野を広げ，社会全体で捉えてみよう。これまで，我が国のまちや交通は，健常な人々を主たる利用者として整備されてきた。高齢社会の到来が明らかになり，また，障害者の社会参画への要請の高まりなどに伴い，建築物，道路，公共交通など，それぞれの領域で，高齢者や身体障害者などを対象とするバリアフリー化の取り組みが始まった。その流れを示すと，以下のようになる。

- 昭和57年には，身体障害者の利用を配慮した建築設計標準が策定された。
- 昭和58年には，公共交通ターミナルにおける身体障害者用施設整備ガイドラインが策定された。
- 平成3年より，新設の公共賃貸住宅は原則バリアフリー化することとされた。
- 平成5年には，車いす使用者などが安全かつ円滑にすれ違えるよう道路構造令が改正された。
- 平成6年には，高齢者，身体障害者などが円滑に利用できる特定建築物

の建築の促進に関する法律が制定された。
- 平成12年には，高齢者，身体障害者などの公共交通機関を利用した移動の円滑化の促進に関する法律が制定された。

このように，一人一人がその個性と能力を発揮し，自由に参画し，自己実現を図っていけるような社会づくりに向けて，取り組むべき時代に直面している。ここで再度，ユニバーサルデザインやバリアフリーの用語について，また，その違いについて平成14年12月24日に閣議決定した障害者基本計画に基づき，以下に述べる。

〔ユニバーサルデザイン〕　あらかじめ，障害の有無，年齢，性別，人種などにかかわらず多様な人々が利用しやすいよう都市や生活環境をデザインする考えかたを意味する。

〔バリアフリー〕　高齢者・障害者などが社会生活をしていく上で障壁（バリア）となるものを除去することを意味し，物理的，社会的，制度的，心理的な障壁，情報面での障壁など，すべての障壁を除去するという考えかたを意味する。

こうしたユニバーサルデザインの考えかたは，明示的か非明示的かにかかわらず，将来の交通システムのありかたを示唆しているものと考えられる。最近は，情報ネットワークシステムを活用し，障害者の安全な移動を支援するためのシステム（ITS；Intelligent Transport Systems）がプロジェクトとして立ち上げられている。その代表として，国土交通省の自立移動支援プロジェクト，警察庁などの歩行者等支援情報通信システム（PICS；Pedestrian Information and Communication Systems）などがある。このシステムでは，携帯端末を持つ障害者が交差点で，信号の状態などを端末からの音声によって知ることができるようになっている。こうしたITSシステムでは，人感センサ，道路上に埋め込まれた圧力検知センサなどのセンサが重要な役割を果たしている。

これまで21世紀の社会を支える社会資本・交通の整備について述べてきた。次に，情報分野において「どこでも，だれでも，自由に，使いやすく」というユニバーサルデザインの考えかたを取り入れた生体認証について取り上げる。

近年，インターネットや携帯電話の普及により，さまざまな情報が簡単に入手できるようになった。その反面，個人の情報が簡単に漏洩するなどの危険性が非常に増加している。さらに，それらの個人情報は，本人の知らない間に他人に流用され，時として，犯罪に巻き込まれる可能性を否定できなくなっている。実際に，マスメディアなどでは毎日のようにニュースとして取り上げられている。

　このような状況から，個人情報の保護や防犯への活用技術を利用し，本人であるか否かを確認する生体認証技術への関心が急速に高まってきた。生体認証は「行動的あるいは身体的な特徴を用い，個人を自動的に同定する技術」と定義している。個人を同定するものとして，よく知られているのは「指紋」や「指の静脈」である。これら単一の生体認証をユニモーダルバイオメトリクス認証（unimodal biometrics）という。公的機関や銀行などへ急速に普及しつつあるが，セキュリティの面から見ると，これらの認証技術に対して「なりすまし」と呼ばれる不正行為も同時に増加するであろう。この対応策として，現在実用段階にあるマルチモーダルバイオメトリクス認証（multimodal biometrics）を紹介する。

　指紋，顔，声紋といった単一の認証技術では，使用目的や環境が多様化すると対応が困難であるばかりでなく，精度や利便性に限界が生じるなどの問題点が指摘されている。そこで，これら単一のバイオメトリクス認証を複数用い，判定処理を融合することで，それぞれの認証技術の不完全さを補完することをマルチモーダルバイオメトリクス認証[59][60]という。たとえば，静脈認証と声紋認証を融合したシステムが構築された場合について，安全性と利便性の2つの視点で想定してみる。安全性については，静脈と声紋の両方が照合されなければ認証しないように設定することで，これらの条件を満たす人は限りなく少なくなり，偽造を試みた場合においてはコストや労力の面で割が合わなくなり，「なりすまし」といった犯罪行為の減少を引き起こすことになる。利便性については，静脈と声紋のどちらか一方が照合され認証をするよう設定すると，利用者の状況や利用環境に合わせて，たとえば風邪をひき，声の状態が悪い場合は静脈で認証し，手や指を怪我した場合は声紋で認証するなど，利用者にとって快適なものとなる。さらに，セキュリティのレベルもシステムのソフ

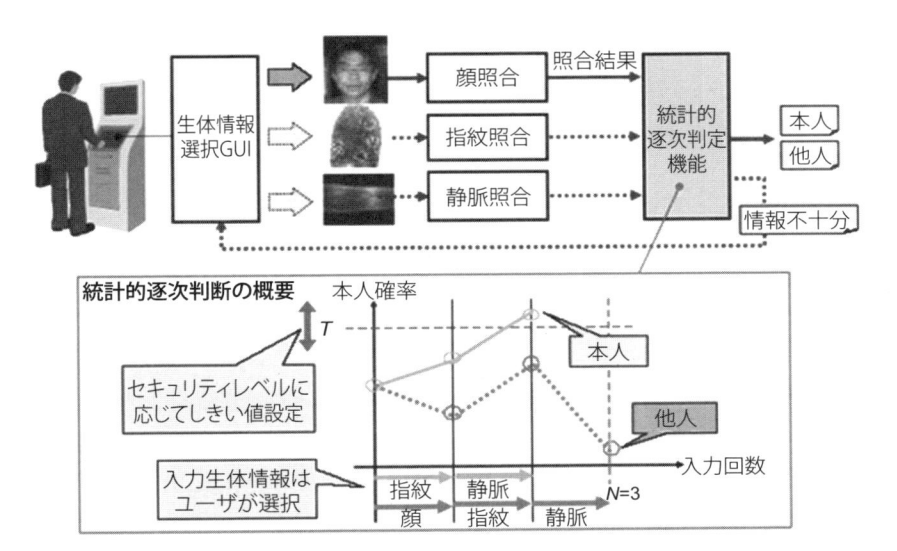

図 4.23　ユニバーサルデザインにおけるマルチモーダルバイオメトリクス認証の流れ
(http://www.sdl.hitachi.co.jp/japanese/people/bio/05.html より)

トウエア上で制御することが可能となる．このように，ユニモーダルバイオメトリクス認証に対してマルチモーダルバイオメトリクス認証の優位性[59][60]としては以下の4つの効果があげられる．

① 本人拒否率や他人受け入れ率などの精度改善
② 識別を目的とした場合の処理時間の改善
③ 身体情報の偽造防止対策
④ 最適な身体情報を選択することによる利便性の改善

最後に，ユニバーサルデザインを取り入れる場合の課題をあげて，終えることにする．一人一人がその個性と能力を発揮し，自由に参画し，自己実現を図っていけるような社会の構築に向け，「どこでも，だれでも，自由に，使いやすく」というユニバーサルデザインの考えかたを踏まえると，利用者を区別しないという「公平」，個々のニーズに柔軟に対応する「選択可能（柔軟）」，さらに，利用者や住民の参加の下での計画策定などを促進する「参加」の視点が

重要である.また,得られた知見を共有し,以後の取り組みに反映することにより段階的かつ継続的発展のプロセスを確立し,さまざまな観点から「よりユニバーサルな社会環境」を達成すべく努力することが必要である.

4.3.2　スマートホーム

　家庭内に各種センサを取り付け,さらに情報ネットワークとの連携により,室内をモニタリングしたり制御する家庭環境システムの研究が盛んである.こういったシステムをスマートホームと呼ぶ(図4.24).スマートホームは,セキュリティ対策,介護支援,健康管理,省エネルギー対策などを目的としている.日本ではウェルフェアテクノハウスの考えかたに相当程度オーバーラップ

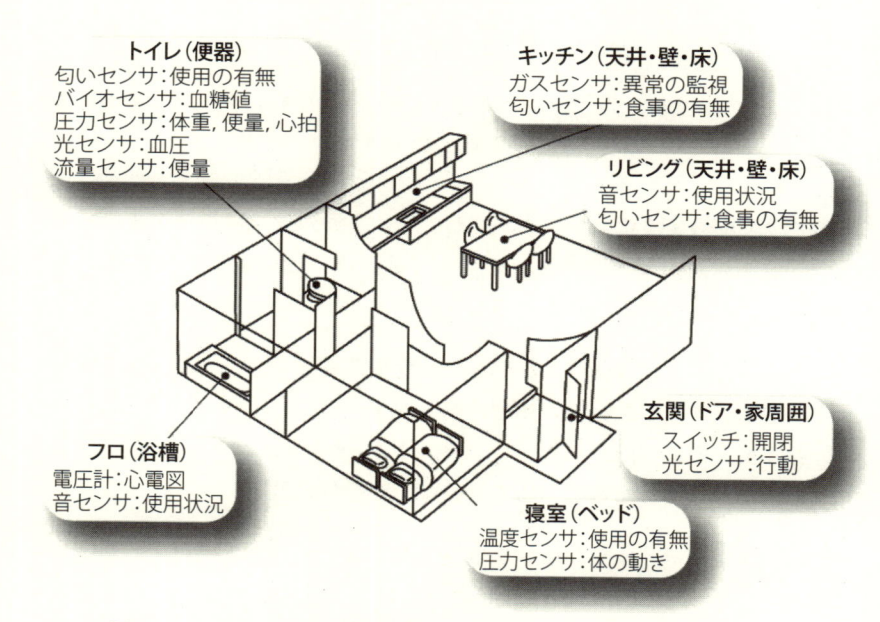

トイレ(便器)
匂いセンサ:使用の有無
バイオセンサ:血糖値
圧力センサ:体重,便量,心拍
光センサ:血圧
流量センサ:便量

キッチン(天井・壁・床)
ガスセンサ:異常の監視
匂いセンサ:食事の有無

リビング(天井・壁・床)
音センサ:使用状況
匂いセンサ:食事の有無

玄関(ドア・家周囲)
スイッチ:開閉
光センサ:行動

フロ(浴槽)
電圧計:心電図
音センサ:使用状況

寝室(ベッド)
温度センサ:使用の有無
圧力センサ:体の動き

図 4.24　スマートホームの概念(山口昌樹『人間科学と福祉工学』より)
家庭内の各所にさまざまなセンサが設置され,生活状態や身体の状況を監視し,安全・安心を保障するとともに快適性の向上を目指している.

するが，こちらは必ずしもセンサネットワーク技術が主体であるわけではなく，住環境を含めて高度な福祉機器技術を利用し，介護支援や高齢者・障害者のQOLの向上を図った住宅と考えたほうがよいであろう。日本では十年以上前からNEDOが中心となってウェルフェアテクノハウス研究開発事業を行っている。この事業の結果，現在，全国各地にモデルハウスがつくられ，地域の状況に応じたさまざまな研究開発に活用されている。

スマートホーム内で調べたい対象としては，温度，光，画像，磁気，電磁波，音，振動，圧力，加速度，位置などが考えられるが，これらはいわゆる物理センサで検出可能である。また，湿度，ガス，煙，導電率，水質などは直接に測定対象に接して調べる化学センサを利用することが可能である。いずれのセンサも現在の技術によって十分に微小なものを用意することが可能である。しかし，単にこれらのセンサの出力をそのまま利用するのではなく，より高次の情報を取り出すことによって，室内環境や居住する人間の活動に関するより高次な情報を得ることが可能であろう。とくに最近は，パターン認識，統計的解析手法を用いた画像処理や音声処理を利用した応用が増えている。以上は一般的な話であるが，以下では福祉目的でセンシング技術を応用した室内設備について紹介する。

(1) 生活状態のモニタリング

我が国の65歳以上の高齢者の単独世帯数は厚生労働省の平成19年の国民生活基礎調査によれば，432万6千世帯となっている。独居老人の数は年々増加しつつあり，たとえば昭和61年の統計では128万1千世帯，平成10年における統計が272万4千世帯であることを考えれば，かなり増加しているといえよう。また，家庭内の不慮の事故（厚生労働省の人口動態統計年報，平成18年を参考）としては，浴槽内での不慮の溺死，不慮の窒息，転倒転落などが多いが，いずれも65歳以上の高齢者の割合が高い。また，煙・火および火炎への暴露を原因とする死亡事故においても，高齢者の割合が圧倒的に高い。これらの統計は高齢者の安全・安心に十分に配慮する必要があることを示唆している。

そこで，一人暮らしのお年寄りの日常の生活状態を遠方からセンサなどに

よって監視し，未然に事故を防止したり，何か問題が生じても直ぐに駆けつけられるようにすれば安心である．しかし，つねに身体に装着するものは，面倒になったり不快感があったりするので，どのようにしてその有用性を認識してもらい，動機付けるかが重要である．また，本人が異常に気が付かない場合，あるいは異常に気が付いても体が思うように動かせない場合もある．そこで，各種センサを室内に取り付け，異常を検知すると自動的に通報を行うものが開発され，すでに多数市販されている．接続されるセンシング機器としては，カメラ，焦電型赤外線センサ（人体センサ），床置きのマット型センサなどがある他，RFID タグの応用も考えられている（図 4.25）．なかには，あらかじめ指定した電話番号からの着信があると電話回線を通して動画像を送信するものもある．また，家の中に設置した各種センサで室内状況を監視し，定期的に電子メールで知らせてくれるシステムもある．また家庭で日常的に使用される電気器具の使用状況を遠方から確認するというシステムもあり，代表例としては，

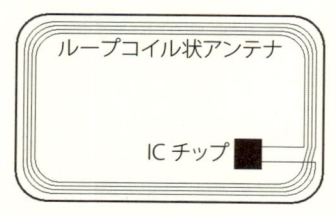

図 4.25　RFID タグの概要

RFID（Radio Frequency-Identification）タグは無線通信を利用した一種の非接触式の識別タグのことで，ここ 5～6 年で急速に各所で利用され始めている．典型的なタグは IC チップとアンテナから構成され，安価で，ものによっては米粒大くらいにまで小さくでき，電源が不要で，送受信機が数 cm から数十 cm 離れても機能するなどの特徴があることから多方面での応用が期待されている．代表的な応用例としては，書店の万引き防止システムや，JR 東日本の自動改札機に用いられている Suica などがあげられる．この RFID タグを高齢者や障害者の安全・安心を保障するシステムに応用しようという試みがなされている．福祉への応用としては，高齢者の行動や健康状態の監視をするシステム，障害者や高齢者の移動時のナビゲーションをするシステムなどが考えられている．また各所に埋め込まれた RFID タグから位置情報を読み取り，自動走行する電動車椅子なども考えられている．

ポットの使用状況を遠方から確認するサービス（象印マホービン i-PoT，図 4.26）がある。見た目は通常の電気ポットに通信機が内蔵されており，ポットの電源を入れたり給湯したりというイベント情報が無線によって携帯電話会社のパケット通信サービスを利用してシステムセンタに送られ，そこを経由して遠方の家族の携帯電話やパソコンなどに送られる仕組みである。

　また，室内に配置されたセンサからの情報を元に，独居者の行動パターンを自動的に調べる試みがさまざまになされている。たとえば，家庭内に配置された多数の人感センサからあらかじめ人の一日の行動パターンを何日にもわたり蓄積し，それを学習データとして標準的な行動パターンのモデルをつくる。そして，そのモデルを元に以後の一日の行動パターンが異常であるかどうか判断する方法が提案されている[61]。　製品化されているものとしては，生活反応セ

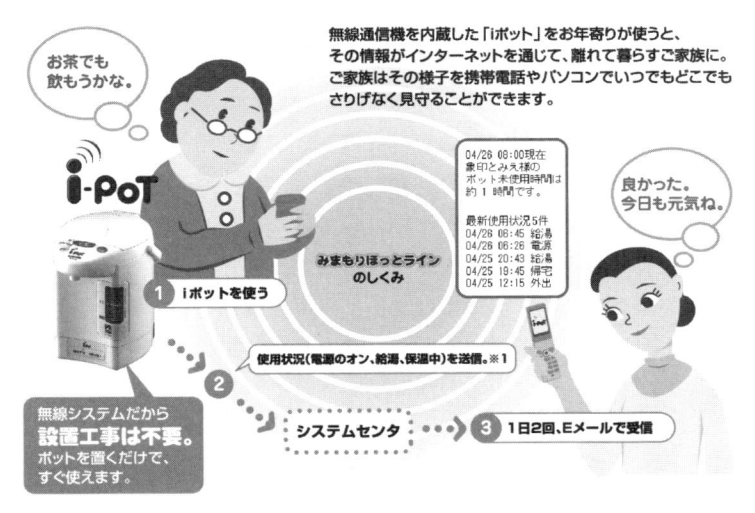

図 4.26　i-PoT システム（象印マホービン株式会社のホームページより）
通信機能がポットに内蔵されており，ポットの使用状況から遠方の家族が生活状態の一端を知ることができる。

ンサによって行動パターンの異常を自動的に検出し通報するシステムがある。

さらに，施設内における入所者の行動パターンを判断する方法が各種考えられている。たとえば，施設内の居室での高齢者の生活状況をカメラの映像情報を元に判断するシステムが開発されている[62]。その方法として，まずカメラの連続する画像フレーム間で差分処理が行われ動きが判定される。次にそうした動きの情報から，退室，床にいる状態，ベッドにいる状態，仮退室，仮在ベッド状態などが推測される。さらにそれらの状態間での変化から，ベッド入床，ベッド離床，ベッド長時間離床，ベッド上で動作，居室内起立不能，居室内で頻繁な動き，長時間静止など入居者の行動が判断され，必要に応じて警報が発せられる仕組みになっている。また同システムでは，トイレでの状況として 2 つの赤外線人体検知モジュールからの情報で，トイレに在室，長時間滞在，長時間静止などを検出できるようになっている。以下，個別にもう少し詳しく述べていきたい。

(2) トイレの監視システム

高齢者がトイレで突然に気分が悪くなったり，最悪の場合は倒れ込んでしまうことがある。単純にトイレに長時間入っていることを検知するだけでも，それなりに有用であるかもしれないが，それだけでは異常事態が起きても随分と時間が経ってから気付くことになりかねない。では，カメラを取り付けて監視すればよいかというと，プライバシーの侵害になる恐れがある。また，情報量が多すぎて監視する側の負担が大きくなるという問題もある。そこで，カメラ画像を直接モニタリングするのではなく，画像処理によって異常事態を認識したり，トイレ内に複数の赤外線センサなどを配置して，何らかの情報処理を施して，異常を自動的に検知する方法が研究されており，すでに製品化されているものもある。

(3) 風呂の監視システム

全国の入浴中の急死者数は 1 万 4000 人に上ると推計されている（東京都老人総合研究所，平成 12 年）。とくに高齢者，女性が多く，気温の低い日や，深夜から早朝に通報されたものが死亡に結びつきやすいとのことである。入浴中

の急死の理由としては，気温や室温や湯温，水圧などの影響が，心臓発作，浴槽内での溺死事故，転倒事故，熱中症，意識障害などにつながると推測されている．

そこで，浴室内での人間の動きをセンサでモニタリングすることが重視されており，すでに製品も出ている（たとえば文献 [63]）．浴室内では人体と浴槽の湯や浴室内の温度との差が小さく，赤外線センサで人の動きを高精度に検出することが困難なので，CCD カメラの画像情報から入室の検知や動／静止状態の判定などが自動的に行われる．静止状態が異常に継続すると，音声によって入浴者に安否確認を行ったり，外部へ通報したりする．

(4) 就寝時のモニタリング

睡眠時に 10 秒以上の呼吸停止が起きる状態は無呼吸状態と定義されているが，この無呼吸状態が 1 時間に 5 回以上，もしくは一晩に 30 回以上ある睡眠時無呼吸症候群（Sleep Apnea Syndrome）が問題となっている．就寝時に死亡するケースや，睡眠不足に陥った無呼吸症候群の患者による運転中の眠気を原因とする事故が起きている．全人口の数％にのぼる人々がこの症候群を示し，とくに男性や高齢者に多いとのことである（65 歳以上では 20 %）．

無呼吸症候群は睡眠ポリグラフィで検査されるが，脳波，眼球運動，呼吸センサ，血中酸素飽和度センサなどの多数のセンサが体中に取り付けられ，検査中の苦痛が大きく，長期間にわたるモニタリングは困難である．そこで，画像処理による無拘束計測が可能な装置が開発されている [64]．

(5) ロボットを利用したモニタリング

人や動物の形をしたロボットの福祉分野への応用がいろいろと研究されている．目的は主として，行動や周辺環境の監視，いやし，日常の生活活動の補助があげられる．このうち，「いやし」を主目的としたロボットの代表例としては産業技術総合研究所で開発されたアザラシ型のロボット「パロ」がある（図 4.27）．パロは学習機能を有し，新しい名前の学習，飼い主の好みに応じた行動の学習などができるため，個性を獲得するとのことである．これまでにパロは介護老人保健施設などで導入されており，心理的（元気づけ，動機付け），生

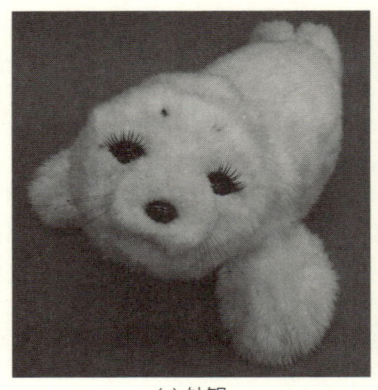

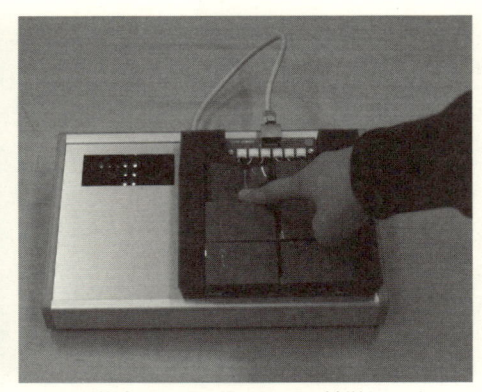

(a) 外観　　　　　　　　(b) 体表面に用いられている触覚センサ
図 4.27　　いやしロボット「パロ」
（写真提供：独立行政法人産業技術総合研究所　柴田崇徳博士）
さまざまな学習機能を通して個性を持たせるとともに，触覚センサなどの各種センサを組み込んでおり，接触者の心理的，生理的，社会的効果の向上を目指している。

理的（ストレスの低減，血圧脈圧の安定化），社会的（話題提供，コミュニケーションの活性化）効果が見られたとのことである。このパロには面触覚センサが全身に埋め込まれており，触った場所やなでた方向などがわかるとのことである。また，3軸加速度センサなどのセンサが使用されている他，音声認識機能がある。

【参考文献】

[1] 厚生労働省ホームページ：「認知症の医療と生活の質を高める緊急プロジェクト」報告書の公表について（http://www.mhlw.go.jp/houdou/2008/07/h0710-1.html）
[2] 財団法人ぼけ予防協会：「認知症の「周辺症状」（BPSD）に対する医療と介護の実態調査」研究事業報告書（2008）
[3] 認知症ねっと（http://www.chihou.net/）
[4] 小澤勲："認知症とは何か"，岩波新書（2005）
[5] NPO法人標準医療情報センターホームページ：認知症治療法ガイドライン（http://www.ebm.jp/disease/mental/01ninchisho/guide.html）
[6] 田村俊世：長寿社会に向けた生体計測とセンサ，電気学会論文誌 E, 123 巻, 2 号, pp.37–42（2003）

[7] セキュリティとセンシング調査研究委員会編："安全・安心のためのセンサ技術"，海文堂出版（2006）
[8] アドコン「WhiteLock22」（http://www.adocon.jp/31.html）
[9] テクノスジャパン「徘徊ノン」（http://www.technosj.co.jp/alarm/hn.html）
[10] 東京信友「徘徊センサー」（http://www.shinyu.co.jp/product/wander.html）
[11] メディカルプロジェクト「徘徊防止タグセンサー」（http://www.medicpro.co.jp/tag2008.pdf）
[12] ユビキたす「どこ・イルカ mini」（http://www.dokoiruka.jp/）
[13] http://square.umin.ac.jp/sanada/japanese/group/JWOC/9thJWOC_1.html
[14] 辻隆之：重度高齢障害者の排泄介護と排便センサ，日本ME学会誌，10，56（1996）
[15] 辻隆之ほか：撥水性多孔質盲端チューブとZnO半導体センサによる排便感知センサの開発，医用電子と生体工学，36，555（1998）
[16] Y. Ghoos, et al.： *J. of Chromatography*, A665, 333（1994）
[17] 大竹佐久子ほか：ウエルフェアテクノハウス水沢における独居老人高齢者のモニタリングシステムの開発，ライフサポート学会誌，13，2–9（2001）
[18] 南戸秀仁：エレクトロニックノーズシステム（"先進化学センサ"，電気化学会化学センサ研究会編），ティー・アイ・シー出版，pp.101–107（2008）
[19] Wernig A. & Muller S.： Laufband locomotion with body weight support improved walking in persons with severe spinal cord injuries, *Paraplegia*, 30:229–238（1992）
[20] Colombo G. et al.： Treadmill training of paraplegic patients using a robotic orthosis, *Journal of Rehabilitation Research and Development*, 37:693–700（2000）
[21] 三好扶ほか：歩行支援機の基本機能に関する考察，日本機械学会2005年度年次大会，6，59–60（2005）
[22] 昆野哲也ほか：歩行補助機器へのハンドル部力ベクトルと歩行運動に関する報告，人と福祉を支える技術フォーラム 2007, 59（2007）
[23] T. Ando, M. Nihei, M. G. Fujie： Design and Evaluation of an Amplified Walking System for Elderly People, *Gerontechnology*, vol.7, no.2, p.69（2008）
[24] 特開 2007-203754（P2007-203754A）
[25] 特開 2008-125925（P2008-125925A）
[26] 早稲田大学藤江研究室（http://www.fujie.mech.waseda.ac.jp/index.php）
[27] 畠直輝，関弘和，小安雄一，堀洋一：パワーアシスト車椅子の後方転倒防止制御（その2）重心位置推定と位相平面に基づく可変アシスト比制御，電気学会論文誌D，Vol.124，No.7，pp.699–705（2004）
[28] KOIKE, Y., HIROSE, H., SAKURAI, Y., IIJIMA, T.： Prediction of arm trajectory from a small number of neuron activities in the primary motor cortex, *Neuroscience Research*, Vol.55, pp.146–153（2006）
[29] Schmidt, E. M.： Single neuron recording from motor cortex as a possible source of signals for control of external devices, *Ann Biomed Eng*, 8, 339–349（1980）
[30] Chapin, J. K., Moxon, K. A., Markowitz, R. S. & Nicolelis, M. A.： Real-time control of a robot arm using simultaneously recorded neurons in the motor cortex, *Nat Neurosci*, 2, 664–670（1999）
[31] Nicolelis, M. A., et al.： Chronic, multisite, multielectrode recordings in macaque monkeys, *PNAS*, 100, 11041–11046（2003）
[32] Hubel, D. H. & Wiesel, T. N.： Receptive fields of single neurones in the cat's striate cortex,

J Physiol, 148, 574–591 (1959)
- [33] Evarts, E. V.: Temporal Patterns of Discharge of Pyramidal Tract Neurons During Sleep and Waking in the Monkey, *J Neurophysiol*, 27, 152–171 (1964)
- [34] Fetz, E. E. & Finocchio, D. V.: Correlations between activity of motor cortex cells and arm muscles during operantly conditioned response patterns, *Exp Brain Res*, 23, 217–240 (1975)
- [35] Georgopoulos, A. P., Schwartz, A. B. & Kettner, R. E.: Neuronal population coding of movement direction, *Science*, 233, 1416–1419 (1986)
- [36] Wessberg, J., et al.: Real-time prediction of hand trajectory by ensembles of cortical neurons in primates, *Nature*, 408, 361–365 (2000)
- [37] Taylor, D. M., Tillery, S. I. & Schwartz, A. B.: Direct cortical control of 3D neuroprosthetic devices, *Science*, 296, 1829–1832 (2002)
- [38] Schwartz, A. B., Moran, D. W. & Reina, G. A.: Differential representation of perception and action in the frontal cortex, *Science*, 303, 380–383 (2004)
- [39] Fetz, E. E.: Operant conditioning of cortical unit activity, *Science*, 163, 955–958 (1969)
- [40] Fetz, E. E. & Baker, M. A.: Operantly conditioned patterns on precentral unit activity and correlated responses in adjacent cells and contralateral muscles, *J Neurophysiol*, 36, 179–204 (1973)
- [41] Jackson, A., Mavoori, J. & Fetz, E. E.: Long-term motor cortex plasticity induced by an electronic neural implant, *Nature*, 444, 56–60 (2006)
- [42] Nowlis, D. P. & Kamiya, J.: The control of electroencephalographic alpha rhythms through auditory feedback and the associated mental activity, *Psychophysiology*, 6, 476–484 (1970)
- [43] Birbaumer, N., et al.: A spelling device for the paralysed, *Nature*, 398, 297–298 (1999)
- [44] Wolpaw, J. R. & McFarland, D. J.: Control of a two-dimensional movement signal by a noninvasive brain-computer interface in humans, *PNAS*, 101, 17849–17854 (2004)
- [45] Pfurtscheller, G. & Lopes da Silva, F. H.: Event-related EEG/MEG synchronization and desynchronization: basic principles, *Clin Neurophysiol*, 110, 1842–1857 (1999)
- [46] Pfurtscheller, G., Muller, G. R., Pfurtscheller, J., Gerner, H. J. & Rupp, R.: 'Thought'—control of functional electrical stimulation to restore hand grasp in a patient with tetraplegia, *Neurosci Lett*, 351, 33–36 (2003)
- [47] Pfurtscheller, G., Brunner, C., Schlogl, A. & Lopes da Silva, F. H.: Mu rhythm (de)synchronization and EEG single-trial classification of different motor imagery tasks, *Neuroimage*, 31, 153–159 (2006)
- [48] 小松知章, 神作憲司ほか: 頸髄損傷者における脳波を用いた非侵襲型 BMI の試み, 電気学会産業応用部門大会論文集, II, 99–102 (2007)
- [49] Piccione, F., et al.: P300-based brain computer interface: reliability and performance in healthy and paralysed participants, *Clin Neurophysiol*, 117, 531–537 (2006)
- [50] Sellers, E. W. & Donchin, E.: A P300-based brain-computer interface: initial tests by ALS patients, *Clin Neurophysiol*, 117, 538–548 (2006)
- [51] Kubler, A., et al.: Patients with ALS can use sensorimotor rhythms to operate a brain-computer interface, *Neurology*, 64, 1775–1777 (2005)
- [52] 川人光男: ブレイン-ネットワーク-インターフェイスによる操作脳科学, 生体の科学, 57, 315–322 (2006)
- [53] Komatsu, T., Hata, N., Nakajima, Y. & Kansaku, K.: A non-training EEG-based BMI system

for environmental control, *Neurosci Res*, 61:S251, Suppl.1 （2008）
[54] Donchin, E., Spencer, K. M. & Wijesinghe, R.：The mental prosthesis: assessing the speed of a P300-based brain-computer interface, *IEEE Trans Rehabil Eng*, 8, 174–179 （2000）
[55] Takano, K., Komatsu, T., Hata, N., Nakajima, Y. & Kansaku, K.：A non-training BMI system for environmental control: a comparison between white/gray and green/blue flicker matrices, Neurosci Meeting Planner, Washington, DC: Soci Neurosci, 2008, Program No.863.9 （2008）
[56] Birbaumer, N.：Brain-computer-interface research: coming of age, *Clin Neurophysiol*, 117, 479–483 （2006）
[57] Rousche, P. J. & Normann, R. A.：Chronic recording capability of the Utah Intracortical Electrode Array in cat sensory cortex, *J Neurosci Methods*, 82, 1–15 （1998）
[58] 国土交通省：ユニバーサルデザイン政策大綱
 （http://www.mlit.go.jp/kisha/kisha05/01/010711_.html）
[59] 瀬戸洋一："バイオメトリックセキュリティ入門"，ソフトリサーチセンター （2004）
[60] 神鋼リサーチ編："トコトンやさしいバイオメトリクスの本"，日刊工業新聞社 （2004）
[61] 独居高齢者の行動パターンに注目した非日常状態の検出，電気学会論文誌，E125 (6), pp.259–265 （2005）
[62] 古川聡ほか：「ケアモニタ」向けセンサの検知技術，松下電工技報，No.73, pp.16–22 （2001）
[63] 安藤由紀ほか：動き検知センサ「風呂用心」，三洋電機技報，Vol.33, No.3, pp.31–38 （2001）
[64] 中井宏章ほか：動画像処理による呼吸モニタリングシステム，電子情報通信学会論文誌，Vol.J83-D-II (1), pp.280–288 （2000）

コラム　リアルタイム音声検閲とおれおれ詐欺

　マイクロソフトがリアルタイム音声検閲の特許を出願していると聞く。この特許は音声中に望ましくないフレーズなどが含まれているときに，リアルタイムにそれを検出し，問題のない音に置換するというものである。これは，スピーチの際に問題のある発言を排除することが目的のようだが，いろいろなことに利用できるだろう。FBIは電話の自動監視ネットワークシステム（Digital Collection System Network）を開発しているらしく，それ自体は電話内容の解析を行っているわけではなさそうだが，リアルタイム音声検閲も技術的には可能になるかもしれない。我々が知らないだけで，インターネットの検閲と併せて，電話の自動検閲も世界のどこかでは密かに行われているかもしれない。音声の自動検閲システムは諸刃の剣で，使いようでは恐ろしい威力を発揮するだろう。
　ところで，日本では「おれおれ詐欺」が横行し，さまざまに手口を変えて，お年寄りから金を巻き上げている。そこで，おれおれ詐欺検出装置を電話機に取り付け，「銀行口座」「振り込め」などの単語が出てきたら警戒警報を自動的に出すようにしてはどうだろうか。もちろん，手口が多様に変化するので，検出装置はウイルス検出ソフトのようにつねに自動更新されるようにする。これも弱者に対するセキュリティシステムにはならないだろうか。
　　　　　　　　　　　　　　　　　　　　　　　　　　　　　　　（外山 滋）

5章
展望と課題

　ヒューマンサイエンスは，人間の基本的な生命活動から社会活動までの幅広い分野をカバーする学際分野である。人間を1つの個体として考えるとき，さまざまな学問領域が関係してくる。それら一つ一つが独立して問題を解決できるほど簡単ではなく，各種要因が複雑に絡み合っている場合がほとんどである。人間は複雑で崇高な生物である。それが群れを成しコミュニティを形成し社会を構成したとき，多くの複雑な要因がさらに絡むことになる。単独領域では解決できない諸問題が生じる。つねに分野ごとに問題点を精査し把握しておくことが必要である。社会が構成されたときネットワークは必須である。センシング情報もネットワーク機能に頼らざるをえない。ネットワークの基盤技術上にセンシング技術が構成される。これを図5.1に示す。いつでもどこでもさまざまな情報サービスが利用できるユビキタスネットワーク（ubiquitous

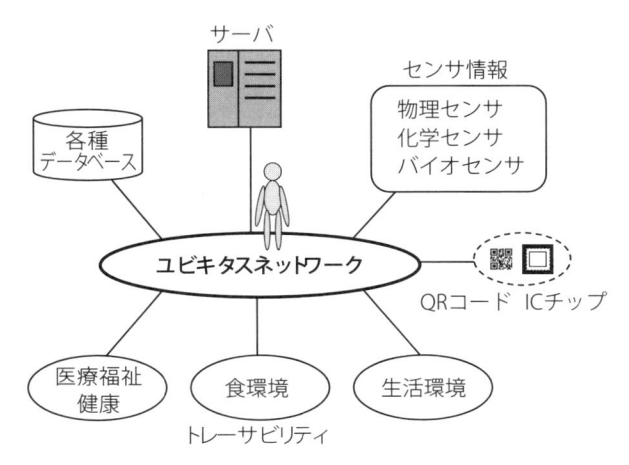

図 5.1　ヒューマンサイエンス分野におけるネットワーク技術

network）が基盤となる。ICチップなどが搭載された多くの機器からの情報もリアルタイムで処理されリスク管理なども行われる。当該技術と連動したセンシング技術が求められる。

　ここに，ヒューマンサイエンスに関するセンシング技術の現状と未来について，健康・医療・福祉に分類し「からだ」と「こころ」の面からまとめた。社会的にも人間個体としても安全・安心で快適な生活をおくる環境をつねに求めていく姿勢が必要である。本書は，満足できるものではないが議論の素案となるものと思っている。今後の三分野の展望と課題について要約すると以下のことがいえる。

5.1　健康分野

　「からだ」に関するセンシングにおいて，今後も科学技術の進歩により小型化，軽量化，高精度化が一層発展することは明らかである。とくに，ヒトに対するサポート型，補完型のセンサ開発が従来の研究レベルから実用レベルへと向上していくものと考えられる。このなかで，視覚，聴覚，触覚などの物理センサは，人間と同等かそれ以上に進化することが考えられる。それに比べて，味覚や嗅覚などの化学センサは実用化が図られるが，原理上の問題から長期間にわたるメンテナンスフリー化や高信頼性化など多くの課題が考えられることから，これらの問題解決に向けて研究を進めていくことが求められる。物理センサや化学センサ単体としてではなく，両センサの長所を組み合わせた新しいタイプのセンサ開発を進めることにより新たな展望が開けるものと考えられる。

　「こころ」に関するセンシングについては，現在のところ脳機能に関係する信号をセンシングして判断する例が多く，だれもが容易に取り扱うことができないタイプが主流である。これらも技術の進化で実用的な機器が提案されていくものと予想される。ただし，「こころ」という非定性な内容を取り扱うため，単純な信号処理によるセンシングではなく，からだからのシグナル，たとえば血液や唾液などの体液からこころの状態をセンシングする分野の重要性がさらに高まることが考えられる。その意味において，研究開発が進んでいる血液や

唾液化学センサからの一層の情報抽出研究と実用化が望まれる。今後，主に「からだ」については物理センサ，「こころ」については化学センサからの情報が重要な要素となる。

5.2 医療分野

　医療とセンシングにおいて，検査の実用化のカギを握るのは，既存の診断方法よりも圧倒的に優れているか，もしくは新たな付加価値を創造するようなバイオマーカーなど生体指標の使い方であるといえる。客観的・定量的な指標に基づいた診断基準が確立されていないストレス性疾患や，感染症の即時診断への応用が進む理由はこの点にある。患者などの近くで行われるポイント・オブ・ケア検査（POCT ; Point-Of-Care-Testing）という視点は，その1つの解を与えてくれている。検査結果により，直ちに判断でき迅速な処置が可能となる。これによりコストの削減が期待される。この視点を踏襲した検査方式が，求められていく。

5.3 福祉分野

　高齢者への対策として認知症への取り組みが重要であるが，センシング技術はあまり応用されていない。今後の応用研究が必須である。簡易型センサで認知症の進行などが検知できれば多くの応用が可能である。

　一方，心身共に健常であっても一人暮らしを余儀なくされている老人への対策も必要である。これについてはスマートホームなどのセンサネットワークシステムや，癒し系ロボットが有用となる。スマートホームで使用されるセンシングデバイス自体の技術革新はあまり望めないが，パターン認識などのソフトウェア技術が積極的に利活用されるようになる。ソフトウェアの新しいサービス形態やコンテンツ創出が重要である。また，プロジェクトやサービス提供会社ごとにバラバラだったセンシング情報のネットワークへの接続仕様の統一化も図られる必要がある。

　テレビモニタによる常時モニタリング機器は，コンビニなどでは以前から導

入されており，セキュリティ面では多いに役立っている。しかし，その利用者側がリアルタイムに常時監視することは労力やコスト面から不可能である。プライバシー上も問題があり，適用場面が限られる。一方，CCDやCMOS撮像素子がきわめて安価に普及してきているので，動画を含む画像信号からの高度な情報抽出処理がさまざまな応用に使われる。

　障害者に関しては，まずは再生医療の進展が根本的に重要ではあるが，それですべてが解決できるとは考えられない。従来技術を利用しつつ，障害の事例にあわせて多様な福祉機器の開発が引き続き必要であるが，ブレークスルーとなる新たな技術も必要である。最近，脳神経系と機械（コンピュータ）とのインターフェースがにわかに注目を浴びている。筋電義手や人工内耳はかなり以前より実用化されており，他の応用例が出てきても不思議ではない。4章ではその一例としてBMIを紹介した。また、眼底に受光素子を配置し，光刺激を直接視神経に入力する研究などが始まっている。一見，SF的な研究に見えるが，実用化できればその意義は大きい。今後の成果が強く望まれる。

索　引

【あ】
悪性腫瘍　74
アクティブ筋電電極　140
アシスティブテクノロジー　141
アドレナリン　37
アニマルセラピー　42
アミラーゼ　37, 42
アレルギー　25
アロマセラピー　43

【い】
イオンチャンネル　90
一次感覚野　102
移動機器　130
癒し　41
インターフェース　132

【う】
ウイルス　78
ウェルフェアテクノハウス　160

【え】
エアタップ　106
エアパフ　106
エビデンス　43
園芸療法　42

【お】
音楽療法　42
温泉療法　42

【か】
解剖　103
科学的根拠　43
下肢運動機能障害者　131
画像解析法　31
カテコールアミン　37
過敏性腸症候群　108
癌　74
感性　21
肝臓病　75

【き】
基礎律動　95
機能性疾患　108
機能性難聴　105
揮発性有機化合物　25
逆問題　95
嗅覚　19
嗅覚センサ　20
棘徐波　101
棘波　101
金コロイド法　40
筋電図　29

【く】
空間フィルタ法　95
グラジオメータ　93, 98
グルココルチコイド　36
グルコース　73
グルコースセンサ　74
車椅子　131

クレアチニン　75
クロモグラニンＡ　37

【け】
経穴の国際標準化　58
血液　71
血球カウンター　81
血球計数　77
血糖値　73
血糖値センサ　74
健康診断　68
健康保険　103

【こ】
後脛骨神経　106
膠原病　77
高脂血症　73
酵素　73
酵素標識抗原　110
抗体　77
興奮性シナプス後電位　90
五感コミュニケーション　6
呼気スイッチ　146
呼吸器の二重性　60
骨伝導　105
骨伝導補聴器　14
コルチゾール　36, 42, 109
コレステロール　73

【さ】
在宅健康モニタリング　68
里山　47
3次元自動追尾装置　33
三相波　103

【し】
支援技術　3
視覚　10, 103
視覚センシング　13
自覚的呼吸　60
磁気シールドルーム　92
試験紙法　78
脂質二分子膜　19
視線入力装置　145
磁束量子　100
シックハウス症候群　26
磁場源解析　91
自発脳磁　95
腫瘍マーカー　74
手話認識システム　144
植物介在療法　44
植物センサ　22
ジョセフソン接合　92
触覚　16
触覚センサ　16
自律神経系　108
神経学　35
人工眼　11
信号源推定　103
人工透析　76
侵襲　67
侵襲型　147
心身症　108
腎臓病　75
森林セラピー　42
森林浴　50

【す】
水晶振動子　20, 77
錐体細胞　90
睡眠時無呼吸症候群　165

睡眠ポリグラフィー　23
ストレス　108
ストレス研究　35
ストレスシステム　35
ストレッサー　108
スマートホーム　160

【せ】
生活環境制御　151
制御パラメータ　131
精神学　35
正中神経　106
生理応答指標　42
生理学的所見　106
遷延性意識障害　105
センサエージェント　22
潜時　102

【た】
体性感覚　106
代替医学　56
代替医療　56
ダイポール　99
第六感　21
単一神経細胞活動　147
単脚支持期　132

【ち】
力情報　132
力ベクトル　132
中心溝　106
中性脂肪　73
聴覚　13, 105
聴覚センサ　14
腸管神経系　108
超伝導量子干渉素子　90

腸-脳相関　108

【つ】
痛風　74

【て】
デュワ　92
てんかん　97
電気化学センサ　18
電気生理学的現象　89
電極　147
電動義手　140

【と】
等価電流双極子　91
同軸型グラジオメータ　93
等磁場線図　95
糖尿病　73
動物介在法　42
同名半盲　104
東洋医学　56
ドライケミストリーシステム　38
トーンバースト　105

【な】
内分泌学　35
内分泌系　108
ナチュラルキラー細胞　38

【に】
匂いセンサ　20
ニオイセンサシステム　85, 130
2 足歩行運動　132
日常生活動作能力　124
ニューロエコノミクス　54
ニューロマーケティング　54

尿検査　78
尿酸　74
尿酸センサ　74
尿素　75
尿素センサ　77
尿素窒素　76
尿糖計　79
尿糖検査機　79
認知症　122

【の】
脳機能マッピング　95
脳磁計　89, 98
脳磁図　90, 98
脳波　98, 148
脳波計　89
ノルアドレナリン　36
ノンレム睡眠　23

【は】
バイオセンサ　22, 110
バイオチップ　75
バイオマーカー　35, 108
バイオメトリクス　52
バイオリソグラフィー　83
ハイパースペクトルセンサ　50
排便センサ　129
パターンリバーサル　103
白血病　77
ハプテン　110
バリアフリー　157
半導体式匂いセンサ　20

【ひ】
光ピンセット　82
非侵襲　67, 96

非侵襲型　148
非破壊　67
ヒューマンサイエンス　1
ヒューマンストレス　35
表面プラズモン共鳴　40, 78

【ふ】
フィトンチッド　50
フォースプラットフォーム　30
副腎皮質刺激ホルモン　109
副腎皮質刺激ホルモン放出ホルモン
　108
副腎皮質ホルモン　36
ブドウ糖　73
ブレイン・コンピュータ・インタフェース　55
ブレインノイズ　100
ブレイン-マシン・インターフェイス　146

【へ】
ヘシェル回　105
ペルオキシダーゼ　110
ペンフィールドのこびと　106

【ほ】
ポイント・オブ・ケア検査　173
補完医学　56
歩行器　132
補聴器　14
ホワイトノイズ　105

【ま】
マイクロ電気泳動　40
マグネトメータ　93, 98
マスキング　105

索引　179

マルチモダリティ　97

【み】
味覚　17
味覚センサ　18

【む】
無侵襲　106

【め】
メタボリックシンドローム　9
メディエータ　74
免疫原性　110
免疫センサ　77, 110
免疫測定法　37, 110

【も】
模擬慣性走行機能　138

【ゆ】
遊脚期　132
誘発　102
誘発脳磁　95
ユニバーサルデザイン　155, 157
ユビキタスネットワーク　171
ユビキタスヘルスケア　71

【り】
リウマチ　77
立脚期　132
リモートセンシング　48
両脚支持期　132
両耳側半盲　104

【れ】
レーザースキャナ　50

レム睡眠　23

【ろ】
ロボットスーツ　10

【A】
ACTH　36, 109
ADL　124
AFM　81

【C】
CCD　11
CCTA 95　132
CMOS　11
CORT　109
CRH　109
CT　103

【D】
DLT法　31

【E】
e-NOSEシステム　85
ECD　91
EEG　89, 98
ELISA　37, 110
ENS　108

【F】
FLL　93

【G】
GFP蛋白　81

【H】
HPAシステム　35

【I】
IBS *108*
ISO 9999 *132*

【L】
Lab on a chip *82*

【M】
M系障害 *104*
MEG *89, 98*
MEMS *17, 82*
MRI *103*

【N】
N15 *108*
N18 *106*
N75 *103*
N100 *105*
N145 *103*

【P】
P37 *106*
P100 *103*
POCT *173*
POD *110*

【R】
RAST *26*
RFIDタグ *162*
Rome基準 *109*

【S】
SAMシステム *35*
SNOM *81*
SPRセンサ *78*
SQUID *90, 98*

SQUID磁束計 *92*

【T】
Tread-Walk 1 *134*

【U】
UN *76*

【V】
VOC *26*

【W】
Webアクセシビリティ *142*

【その他】
γ-GTP *75*
μTAS *82*

ISBN978-4-303-71033-0
心とからだのセンシング

2009年7月1日　初版発行　　　　　　　　　　　　　　　　　　　Ⓒ 2009

編　者　ヒューマンサイエンスとセンシング調査研究委員会　　　検印省略
発行者　岡田吉弘
発行所　海文堂出版株式会社

　　　　　本　社　東京都文京区水道2-5-4（〒112-0005）
　　　　　　　　　電話 03(3815)3292　FAX 03(3815)3953
　　　　　　　　　http://www.kaibundo.jp/
　　　　　支　社　神戸市中央区元町通3-5-10（〒650-0022）
　　　　　　　　　電話 078(331)2664

日本書籍出版協会会員・工学書協会会員・自然科学書協会会員

PRINTED IN JAPAN　　　　　　　　　印刷　田口整版／製本　小野寺製本

JCOPY <（社）出版者著作権管理機構　委託出版物>

本書の無断複写は著作権法上での例外を除き禁じられています。複写される場合は，そのつど事前に，（社）出版者著作権管理機構（電話03-3513-6969，FAX 03-3513-6979，e-mail: info@jcopy.or.jp）の許諾を得てください。

図書案内

安全・安心のためのセンサ技術

セキュリティとセンシング調査研究委員会 編
A5・184頁・定価(本体2,400円＋税)
ISBN978-4-303-71031-6

安全・安心・快適な生活環境を達成するためにさまざまなセンサが開発され、その信号がネットワーク上に伝送され付加価値の高い情報を形成している。本書は人間が生活する環境を「人間空間」「社会空間」「情報空間」「自然空間」に分類し、安全・安心・快適な空間を実現・維持するために必要なセンサ技術についてまとめた。

センサエージェント
―21世紀の環境・医療センシング―

センサエージェント調査研究委員会 編
A5・232頁・定価(本体2,600円＋税)
ISBN978-4-303-71030-9

ユビキタス社会が形成されつつある今日、センサに単なる高機能化を求める時代は終わり、人間の代理としてさまざまな環境要因を認識・予測、評価・学習するセンサエージェントの実用化が不可欠になっている。本書では、まずセンサエージェントのイメージを概説し、次に必要な既存の技術を網羅的にまとめ、最後にセンサエージェント技術の可能性と将来性を展望する。

化学センサシステムとソフトコンピューティング

大藪多可志・勝部昭明・木村春彦 著
A5・234頁・定価(本体2,600円＋税)
ISBN978-4-303-71010-1

人間らしい生活環境の維持と福祉問題を解決し、持続可能な社会を形成するための一助として、人工知能、ニューラルネットワーク、ファジィ理論、遺伝的アルゴリズム、カオスなどのソフトコンピューティングを適用した化学センサシステムのニーズが高まっている。これらに関する基礎知識を、バランスよくまとめ、平易に解説。

植物生体電位とコミュニケーション

大藪多可志・勝部昭明 編
A5・168頁・定価(本体2,200円＋税)
ISBN978-4-303-71032-3

世界的な課題である環境問題や人口問題、食糧問題などは、植物の生態系と深くかかわっている。本書は植物が持つ、環境要因を認識し、化学的応答や生体電位を介して情報をコミュニケーションする能力を把握し、環境センサや植物育成制御などに活用することを目的に、幅広い分野の専門家8名が、基礎から応用まで解説する。

定価は2009年6月現在です。重版に際して定価を変更することがありますので、予めご了承下さい。

海文堂出版株式会社